Helmut Pesau

Patientinnen- und Patientenkarriere im Gesundheitswesen

Helmut Pesau

Patientinnen- und Patientenkarriere im Gesundheitswesen

Unter besonderer Berücksichtigung der prothetischen Versorgung

Reihe Humanwissenschaften

Impressum / Imprint

Bibliografische Information der Deutschen Nationalbibliothek: Die Deutsche Nationalbibliothek verzeichnet diese Publikation in der Deutschen Nationalbibliografie; detaillierte bibliografische Daten sind im Internet über http://dnb.d-nb.de abrufbar.

Alle in diesem Buch genannten Marken und Produktnamen unterliegen warenzeichen-, marken- oder patentrechtlichem Schutz bzw. sind Warenzeichen oder eingetragene Warenzeichen der jeweiligen Inhaber. Die Wiedergabe von Marken, Produktnamen, Gebrauchsnamen, Handelsnamen, Warenbezeichnungen u.s.w. in diesem Werk berechtigt auch ohne besondere Kennzeichnung nicht zu der Annahme, dass solche Namen im Sinne der Warenzeichen- und Markenschutzgesetzgebung als frei zu betrachten wären und daher von jedermann benutzt werden dürften.

Bibliographic information published by the Deutsche Nationalbibliothek: The Deutsche Nationalbibliothek lists this publication in the Deutsche Nationalbibliografie; detailed bibliographic data are available in the Internet at http://dnb.d-nb.de.

Any brand names and product names mentioned in this book are subject to trademark, brand or patent protection and are trademarks or registered trademarks of their respective holders. The use of brand names, product names, common names, trade names, product descriptions etc. even without a particular marking in this works is in no way to be construed to mean that such names may be regarded as unrestricted in respect of trademark and brand protection legislation and could thus be used by anyone.

Coverbild / Cover image: www.ingimage.com

Verlag / Publisher:
AV Akademikerverlag
ist ein Imprint der / is a trademark of
OmniScriptum GmbH & Co. KG
Heinrich-Böcking-Str. 6-8, 66121 Saarbrücken, Deutschland / Germany
Email: info@akademikerverlag.de

Herstellung: siehe letzte Seite /
Printed at: see last page
ISBN: 978-3-639-49497-6

Copyright © 2013 OmniScriptum GmbH & Co. KG
Alle Rechte vorbehalten. / All rights reserved. Saarbrücken 2013

I Inhaltsverzeichnis

II Abkürzungsverzeichnis

EHR   =   Electronic health records

ELGA   =   Elektronische Gesundheitsakte

GDA   =   Gesundheitsdienstanbieterinnen und Gesundheitsdienstanbieter

IHE   =   Integrating the Healthcare Enterprise

1 Einleitung

Das österreichische Gesundheitssystem tituliert sich oftmals als eines der besten der Welt. Viele soziale Errungenschaften unserer Gesellschaft haben in den letzten 55 Jahren tatsächlich zu einem hohen Standard in der medizinischen Versorgung beigetragen. Die demografische Entwicklung in den Industriestaaten und der medizinische Fortschritt zwingen unsere Gesellschaft aber zu Optimierungen des Gesundheitssystems. Die heutige Medizin ist von zwei Entwicklungen geprägt. Erstens haben viele neue Untersuchungsmethoden zu einem großen Datenvolumen geführt. Zweitens wird durch die Spezialisierung der Medizin eine Integrierte Patientinnen- und Patientenbehandlung immer schwieriger, was vor allem für geriatrische Patientinnen und Patienten eine oft mühsame, aufwändige und belastende Patientinnen- bzw. Patientenkarriere bedeutet. Um eine Integrierte Versorgung zu gewährleisten, müssen einerseits unter Beachtung aller gesetzlichen Rahmenbedingungen, große Datenmengen zwischen den, von einer Patientin bzw. eines Patienten in Anspruch genommenen Gesundheitsdienstanbieterinnen und Gesundheitsdienstanbietern (GDA) transportiert werden und andererseits eine Art des lebenslangen Care-Managements ins Leben gerufen werden. Eine Integrierte Patientinnen- und Patientenversorgung bedeutet einerseits eine Effizienzsteigerung und Einsparungspotenzial für das Gesundheitssystem, andererseits eine bessere Qualität der Patientinnen- und Patientenbehandlung. Um diesen Erfordernissen gerecht zu werden, arbeitet in Österreich die ELGA GmbH an der Einführung der Elektronischen Gesundheitsakte (ELGA). Im März 2011 ist die Begutachtungsfrist des Gesetzesentwurfs ausgelaufen. Im April 2011 startete in Teilen Österreichs das Projekt E-Medikation das als Vorlaufprojekt für ELGA gesehen werden kann. Dabei werden alle Medikamente einer Patientin bzw. eines Patienten in einer zentralen Datenbank gespeichert und auf Wechselwirkungen mit bereits eingenommenen Medikamenten überprüft. Das Ziel der ELGA ist, alle relevanten Informationen, übersichtlich aufbereitet zum richtigen Zeitpunkt am richtigen Ort zur Verfügung zu haben, um eine Integrierte Patientinnen- und Patientenversorgung zu gewährleisten. Diese Arbeit hat das Ziel den Fortschritt der Entwicklungen zur Berücksichtigung der Patientinnen- und Patientenkarriere in der medizinischen Versorgung zu evaluieren.

2 Begriffsbestimmung Patientinnen- bzw. Patientenkarriere

Die Wortschöpfung Patientinnen- bzw. Patientenkarriere findet sich weder im Duden der deutschen Rechtschreibung, noch im Klinischen Wörterbuch Pschyrembel. Im englischsprachigen Raum gibt es keinen Ausdruck für diesen Begriff. 1974 war das Wort Patientenkarriere [sic!] erstmals im Titel des Buches „Die Patientenkarriere [sic!], von der Krankheitsgeschichte zur Krankengeschichte" des deutschen Soziologen und Psychologen Paul Ridder zu lesen. Im gegenwärtigen medizinischen Sprachgebrauch wird der Begriff selten verwendet. Wenn von Patientinnen- bzw. Patientenkarriere gesprochen wird, sind meistens die Berührungspunkte einer Person mit GDA im Laufe des Lebens gemeint. Ob das positiv besetzte Wort Karriere in Verbindung mit Patientin und Patient passend ist oder spöttisch aufgenommen werden könnte, ist nicht Thema dieser Arbeit. Trummer (1996) versteht unter Patientinnen- bzw. Patientenkarriere die Definition eines Menschen, der aufgrund bestimmter subjektiver Beschwerden in ein Krankenhaus kommt und dabei in verschiedenen Situationen und auf mehreren verschiedenen Interaktionsschauplätzen im Spital interagiert und kommuniziert.

> „Die Patientenkarriere [sic!] ist das Auseinandersetzen mit der Krankheit in vielerlei Dimensionen. Dazu zählen die Auswirkungen der Erkrankung auf Beruf, Familienleben, Partnerschaft, finanzielle Sicherheit, Genesung usw. Die Bewältigung und Anpassung an die neue Situation, die Coping-Mechanismen, die in Gang gesetzt werden, all dies geschieht im Rahmen der Kranken- bzw. Patientenkarriere [sic!]" (Gerhardt, 1986).

Aus medizinpsychologischer Sicht definiert Kropiunigg (2002) Patientinnen- und Patientenkarriere als einen Begriff, der für Patientinnen und Patienten verwendet wird, die bereits eine Vielzahl an Konsultationen aufweisen und meist an Erkrankungen leiden, die psychosozial ausgelöst oder mit bedingt sind. Bei betroffenen Personen wird der Fokus jedoch meist nur auf die somatischen Anteile der Erkrankung gelegt, während die psychosozialen Faktoren oft außer Acht gelassen werden. Somit kann es Jahre dauern, bis die Ursache von der Erkrankung erkannt wird bzw. die Patientinnen und Patienten Heilung erfahren.

Kulbe (2009) bezeichnet die Patientinnen- und Patientenkarriere als einen Entwicklungsvorgang der in fünf Stadien abläuft. Die Patientinnen- und Patientenkarriere muss nicht genau in diesen Stadien ablaufen, folgt aber oft diesem Schema. Zu Beginn steht die Symptomwahrnehmung, dass etwas nicht stimmt wie zum Beispiel Schmerzen. Wenn die Symptome nicht nachlassen oder sich nicht länger verleugnen lassen, erfolgt die Annahme der Krankenrolle. Darauf folgen die Entwicklungsstufen der Behandlungseinsicht und die Inanspruchnahme von Hilfe. Die Annahme der Patientinnen- bzw. Patientenrolle und der Prozess der Heilung bilden das Ende der Patientinnen- bzw. Patientenkarriere.

3 Berücksichtigung der Patientinnen- und Patientenkarriere

Im Hinblick auf die Weiterführung dieser ersten hermeneutischen Bachelorarbeit, im Rahmen der zweiten Bachelorarbeit, einer empirischen Themenbearbeitung (Nähere Informationen finden sich im Kapitel Zusammenfassung und Ausblick dieser Arbeit.), stellt sich die Frage, ob die Berücksichtigung der Patientinnen- und Patientenkarriere bei der Entwicklung eines ökonomischen Versorgungskonzeptes für beinamputierte, geriatrische Patientinnen und Patienten notwendig ist.

Im Folgenden sollen einige Argumente für die Berücksichtigung der Patientinnen- und Patientenkarriere genannt werden.

Die Firma Sanitätshaus Martin Daxböck mit Sitz in St. Pölten bietet für beinamputierte Patientinnen und Patienten eine prothetische Versorgung an. Dabei müssen die Orthopädietechnikerinnen und Orthopädietechniker, zum Leidwesen der Betroffenen immer öfter feststellen, dass eine Prothesenanpassung auf Grund des schlecht vorbereiteten Stumpfes unmöglich ist. Als Hauptgründe werden von der Firma Martin Daxböck die verkürzte Verweildauer der Patientinnen und Patienten im Krankenhaus nach der Amputation, die Desorientierung hinsichtlich der weiteren Vorgehensweise nach der Amputation und die Überforderung der geriatrischen Patientinnen und

Patienten mit der Situation und ein schlechtes interdisziplinäres Management genannt.

Ein weiteres Argument für die Umsetzung der Patientinnen- und Patientenkarriere in einem ökonomischen Konzept liegt auf der Hand. Die Kostenreduktion bei der Versorgung und die Vermeidung von Folgekosten durch suboptimale Betreuung können durch die Koordination der medizinischen, therapeutischen, rehabilitativen und pflegerischen Interventionen realisiert werden.

Im Falle einer Amputation sind viele Spezialistinnen und Spezialisten an der optimalen Patientinnen- und Patientenversorgung beteiligt. Internistinnen und Internisten, Chirurginnen und Chirurgen, Therapeutinnen und Therapeuten, Orthopädietechnikerinnen und Orthopädietechniker, Pflegerinnen und Pfleger. Diese Fachkräfte sollten sich entlang der Patientinnen- und Patientenkarriere, im Rahmen eines Care-Managements, nahtlos auffädeln, denn die Patientin und der Patienten kann für die optimale interdisziplinäre Zusammenarbeit nicht verantwortlich gemacht werden. Die Berücksichtigung der persönlichen und sozialen Situation der Betroffenen muss in einem modernen und sozialen Gesundheitswesen gewährleistet sein.

> „Grundrechte gelten für gesunde und kranke Menschen gleichermaßen. Dies ist eine Selbstverständlichkeit. Aber dennoch wird man sehen müssen, daß [sic!] unter Umständen der gesunde Mensch sich für Erringung und Erhaltung der Menschenrechte besser einsetzen kann als der kranke. Der kranke Mensch steht eben dadurch in größerer Gefahr als der gesunde, Objekt fremden Handelns zu werden und zu sein als der gesunde. Daher muß [sic!] es eine besondere Sorge sein, daß [sic!] kranke Menschen ebenso in den Genuß [sic!] der Grundrechte kommen wie die gesunden" (Fiebig, 1985).

Einer der wichtigsten Punkte in der medizinischen Versorgung ist, neben dem ärztlichen Interesse der Kuration, das empathische Verständnis für die Ängste und Sorgen, Bedenken und Ungewissheiten, welche die Patientinnen und Patienten entwickeln können, zu berücksichtigen.

Fiebig (1985) schreibt, dass man die Kranken Subjekt sein lassen muss. Damit meint Fiebig, die Kranken als Individuum, als Person, als Trägerin und Träger von

Menschenwürde am Behandlungsprozess teilnehmen zu lassen. Das scheint dem Autor als das oberste Gebot für alle, die im Gesundheitswesen mit Menschen zu tun haben. Weiters ist von Fiebig zu lesen, dass die Patientin und der Patient nicht nur an ihrer bzw. seiner Krankheit leide, sondern auch an den anonymen Institutionen, Strukturen und unpersönlichen Exekutorinnen und Exekutoren. Die Angst, welchen gesetzmäßigen Abläufen man als Patientin und Patient unter einer Nummer ausgesetzt ist und auf die die Kranken keinen Einfluss haben ist immer vorhanden.

Die Wichtigkeit der Berücksichtigung der Patientinnen- und Patientenkarriere kommt in einem Fallbeispiel von Engelhardt (1999) sehr gut zum Ausdruck. Der Autor schreibt von einer 64 jährigen Patientin, die mit einer Herzschwäche und Abnahme der Knochendichte unter Rückenschmerzen und Atemnot, unter Angstgefühl und Konzentrationsstörungen, unter Schlaflosigkeit und Appetitverlust, unter Mattigkeit und Niedergeschlagenheit leidet. Seit sechs Monaten ist sie verwitwet, der Tod des Mannes ist nicht überwunden, sie ist depressiv geworden, lebt isoliert und traut sich nicht mehr unter Menschen. Ihr Dasein ist grau und düster geworden und scheint vorwiegend aus Stiegen und Stufen zu bestehen, da die Atemnot ihr jeden Gang erschwert. Die Osteoporose hat ihre Gestalt schrumpfen lassen, der osteoporotische Schmerz quält sie. Alle diese Beschwerden und Symptome werden nicht nur von körperlichen Krankheiten, sondern auch von psychischen Determinanten, Angst und Depression, sowie sozialen Faktoren, Isolation und Verwitwung bestimmt und beeinflussen dabei das Befinden, das Verhalten und den Funktionsstatus. So werden die Appetitlosigkeit durch Schmerzen, Hilf- und Hoffnungslosigkeit, ihre Rückenschmerzen durch Osteoporose und Depression, ihr schneller Herzschlag und ihre Atemnot durch die Herzschwäche und ebenso durch Angst, Sorge und panikähnliche Zustände bedingt. Schließlich hängen ihr Gesundheitszustand und seine Entwicklung davon ab, inwieweit die Ärztin und der Arzt, aber auch das gesamte Gesundheitswesen, in der Lage ist, diese Verflechtungen zu durchschauen. Dadurch kann erkannt werden, dass Missbefinden, Krankheitserleben und empfundene Symptome von körperlichen, psychischen und sozialen Faktoren geprägt wird.

Für den Heilungsverlauf der Betroffenen ist es fördernd, wenn die medizinischen Interventionen wohl durchdacht sind. Es ist zu bedenken wie sich kranke und auf fremde Hilfe angewiesene Menschen fühlen. Daher ist es leicht einzusehen, dass unnötige Wege, Transporte und Untersuchungen für Kranke sehr belastend und unangenehm sind. Die Patientinnen und Patienten haben in ihrer belastenden Situation das Recht auf eine menschliche und einfühlsame Behandlung bei der sie das Gefühl haben, dass ihr Versorgungsprozess gut geplant und koordiniert ist und sie nicht Spielball der einzelnen medizinischen Meinungen, Institutionen und Fachbereiche sind.

4 Stationen einer Patientinnen- und Patientenkarriere

Im Laufe eines Lebens haben Patientinnen und Patienten mit vielen Institutionen Kontakt, welche Gesundheitsdienste anbieten. Für gewöhnlich ist die Hausärztin oder der Hausarzt die erste Station im Versorgungssystem. Mit einer Überweisung gelangen die Patientinnen und Patienten zur Fachärztin bzw. zum Facharzt oder zu gehobenen medizinisch-technischen Diensten. Im stationären Bereich übernehmen Krankenhäuser, Rehabilitationszentren, Kurzentren oder Pflegeheime die Versorgung. Diese verschiedenen GDA für eine ineinandergreifende Therapie zu koordinieren ist sehr aufwendig und bedarf eines durchdachten und interaktiven Systems. Was ist nun für eine qualitativ gute Patientinnen- und Patientenversorgung nötig?

5 Rahmenbedingungen Patientinnen- und Patientenkarriere

Welche gesundheitspolitischen Rahmenbedingungen bedingen die Patientinnen- und Patientenkarriere? Welche Faktoren tragen zu einer Patientinnen- und Patientenkarriere bei, die eine optimale Versorgung gewährleisten?

5.1 Integrierte Versorgung

Unter Integrierter Versorgung versteht man die Vernetzung der Hausärztinnen und Hausärzte, Fachärztinnen und Fachärzte, Krankenhäuser, Rehabilitationszentren,

Pflegezentren, generell die Vernetzung aller GDA um die Qualität der Patientinnen- und Patientenversorgung zu verbessern. Diese Vernetzung ist ein wichtiger Faktor für eine optimale Patientinnen- und Patientenkarriere. Ist sie nicht gegeben, entsteht eine Reihe von Qualitätsproblemen in der Versorgung. Als Beispiele seien Kommunikationsprobleme, Underuse und Overuse, angebotsinduzierte Nachfrage, fehlende institutionsübergreifende Standards und Leitlinien, Mehrfachuntersuchungen, Schnittstellenprobleme und schlechtes Aufnahme- und Entlassungsmanagement zu nennen.

Es existiert die Vorstellung, dass in einem zukünftigen Gesundheitssystem die Versorgung der Patientinnen und Patienten integriert, über alle GDA die bei der Behandlung einer Patientin bzw. eines Patienten involviert sind, stattfindet. Dazu ist es notwendig, dass der inter-institutionelle Datenaustausch genauso gut funktioniert wie die bestehenden intra-institutionellen Kommunikationsprozesse (Janzek-Hawlat, Sibinovis, & Duftschmid, 2010).

> „Durch die Einführung der Elektronischen Gesundheitsakte ELGA in Österreich soll die integrierte Gesundheitsversorgung einen Aufschwung erfahren. Gesundheitsinformationen können dann zeit- und ortsunabhängig von autorisierten Benutzern [sic!] wie Ärzten [sic!] aber auch von den Patienten [sic!] selbst eingesehen werden. Laut ELGA-Machbarkeitsstudie soll dadurch eine Steigerung der Qualität der Gesundheitsversorgung als auch eine erhöhte Effizienz und Effektivität des österreichischen Gesundheitswesens erzielt werden. Zur Erreichung dieser Ziele ist es jedoch notwendig, die Kommunikation zwischen den einzelnen Teilnehmern [sic!] im Gesundheitswesen zu vereinheitlichen und somit auf gemeinsame und abgestimmte Konzepte zurückzugreifen" (Holzer & Gall, 2010).

Durch die Umsetzung einer Integrierten Versorgung kann die Prozessqualität gesteigert werden. Die Patientinnen und Patienten haben in der komplexen Welt des Gesundheitswesens gut aufbereitete, für sie verständliche Informationen. Sie können sich an Versorgungspfaden, Leitlinien und Standards orientieren. Verbundene Dienstleistungen, nahtlose Übergänge, Case- bzw. Care Management und Disease Management können den Weg in der Patientinnen- und Patientenkarriere erleichtern.

5.2 Case-Management

Wendt (1999) definiert Case-Management als einen Prozess der Zusammenarbeit, in dem eingeschätzt, geplant, umgesetzt, koordiniert und überwacht wird und Optionen und Dienstleistungen evaluiert werden. Damit wird dem gesundheitlichen Bedarf einer Person mittels Kommunikation und mit den verfügbaren Ressourcen auf qualitätsvolle und kostenwirksame Weise nachgekommen.

Das Case-Management könnte auf die gesamte Patientinnen- und Patientenkarriere einer Person ausgeweitet werden. Immobile Patientinnen und Patienten werden regelmäßig ambulant besucht oder mobile Patientinnen bzw. Patienten werden zu Sprechstunden eingeladen. Die Case-Managerin bzw. der Case-Manager, die bzw. der für gewöhnlich von Krankenhäusern oder von Managed Care Organisationen beauftragt ist, aber auch selbständig tätig sein kann, ist für den gesamten Prozess im Sinne der Integrierten Versorgung verantwortlich und überwacht die Maßnahmen aller beteiligten GDA. So übernimmt das Case-Management eine zentrale Rolle für die Versorgungsqualität der Patientinnen und Patienten. Für solche Prozesse müssten neue Vertragsformen gefunden werden, die zwischen GDA, Krankenkassen und Versicherungen abgeschlossen werden. Auf die Möglichkeit der Kostenreduktion durch Case-Management im Gesundheitssystem wird in dieser Arbeit nicht eingegangen.

5.2.1 Care-Management

Wie in Pflügel (2010) zu lesen ist, ist das Care-Management dem Case-Management übergeordnet. Dabei werden die einzelnen Akteure im Sozial- und Gesundheitswesen gemeinwesenorientiert vernetzt. Beim Care-Management stehen nicht die medizinisch-pflegerischen Leistungen im Mittelpunkt, sondern vielmehr werden administrative und organisatorische Aufgaben übernommen. Um diese innovative Dienstleistung zu schaffen, ist von den Verantwortlichen hohe betriebswirtschaftliche Kompetenz, aber auch besondere Schlüsselqualifikationen im Sinne des Prozessmanagements zu erwarten. Medizinisch-pflegerische Leistungen erfolgen auf vorher definierten Behandlungswegen. Dies ermöglicht eine optimale Begleitung durch das Sozial- und Gesundheitssystem. Gerade für geriatrische und multimorbide Patientinnen und Patienten ist diese Begleitung wichtig. Die Veränderungen der Gesellschaft bringen mit sich, dass die familiäre oder freundschaftliche Unterstützung immer weniger wird. Dadurch bestehen hier kaum Möglichkeiten der Beratung oder der Begleitung.

> „Das Care Management übernimmt die Erstellung der konzeptionellen Rahmenbedingungen sowie die Auswahl der Patienten- bzw. Klientengruppe [sic!]. Diese erfolgt unter der Zuhilfenahme der Patientendaten [sic!] der Hausärzte [sic!], Krankenhäuser und Krankenkassen. Der Case Manager [sic!] kann dann gezielt zu der jeweiligen Patienten- bzw. Klientengruppe [sic!] Kontakt aufnehmen. Darüber hinaus ermittelt das Care Management alle Versorgungsangebote der jeweiligen Region und betreibt den Aufbau und die Pflege der Netzwerke. Hierzu gehört der Aufbau einer einheitlichen Dokumentation und einheitlicher Kommunikationswege. Das Care Management dient zudem als Ansprechpartner für gesetzliche und finanzielle Fragestellungen der im Netzwerk Beteiligten sowie der Patienten- bzw. Klienten [sic!] und deren Angehörigen. Es informiert über Veränderungen in der Versorgungslandschaft und die daraus resultierenden Möglichkeiten. Darüber hinaus übernimmt es die Evaluation und die Qualitätssicherung im Case Management" (Pflügel, 2010).

5.3 Gatekeeping

Das Hausärztin- und Hausarztsystem oder auch Gatekeeping genannt, ist eigentlich aus Überlegungen zur Kosteneinsparung im Gesundheitswesen entstanden. Jedoch lassen sich aus diesem System auch Vorteile für eine optimal verlaufende Patientinnen- und Patientenkarriere erkennen.

Musil (2003) beschreibt in ihrer Dissertation Gatekeeping folgendermaßen: Beim Gatekeeping verpflichtet sich die Versicherungsnehmerin und der

Versicherungsnehmer, im Krankheitsfall zuerst seine Hausärztin oder seinen Hausarzt zu konsolidieren. Die Hausärztin und der Hausarzt entscheiden über den weiteren Behandlungsweg. In dieser Funktion als Gatekeeper bestimmt sie bzw. er die optimale Behandlungsform, überweist an die geeignete Fachärztin und Facharzt, koordiniert die Informationsflüsse zwischen den behandelnden Personen und Einrichtungen. Das bringt den Versicherungen Einsparungen weil unnötige oder falsche Untersuchungen, Doppeluntersuchungen oder das Doctor-Hopping wegfallen. Für die Patientinnen und Patienten ergibt sich der große Vorteil, dass die Hausärztin und der Hausarzt die Krankengeschichten und deren Verlauf ihrer Patientinnen und Patienten über Jahre hinweg kennen, was zu einer optimalen Patientinnen- und Patientenkarriere beitragen kann. Außerdem werden den Kranken unnötige und zeitaufwändige Wege und belastende Doppeluntersuchungen erspart.

5.4 Disease Management

Das Ziel von Disease Management ist laut Musil (2003) eine verbesserte Koordination der Versorgung von Patientinnen- und Patientengruppen mit bestimmten Krankheitsbildern über den gesamten Krankheitsverlauf und über die verschiedenen Institutionen des Gesundheitswesens hinweg. Das Disease Management Programm eignet sich mit seinen Leitlinien besonders für Personen, welche chronisch krank sind oder bei welchen die Behandlung sehr teuer ist.

Eigentlich bilden Prävention, Gesundheitserziehung, Maßnahmen zur Patientinnen- und Patienteninformation und Patientinnen- und Patientenschulung zur Förderung der Compliance die Schwerpunkte von Disease Management (Musil 2003).

Die Bestrebungen dieser Programme nach einem Integrierten Versorgungssystem, einem Informationssystem und evidenzbasierter Diagnose- und Therapieleitlinien fördern den optimalen Verlauf einer Patientinnen- und Patientenkarriere natürlich sehr (Moosheer, Hölzl, & Gall, 2010).

6 eHealth

eHealth umfasst die Verwendung der Informations- und Kommunikationstechnologie in allen Belangen des Gesundheitswesens für Bürgerinnen und Bürger, GDA, Kostenträger, Patientinnen und Patienten und politische Entscheidungsträgerinnen und Entscheidungsträger.

Alvarez (2002) definiert eHealth als verbraucherzentriertes Modell der Gesundheitsversorgung, in dem Interessengruppen zusammenarbeiten. Die Nutzung der Informations- und Kommunikationstechnologie, einschließlich Internet-Technologien zur Verwaltung, Übermittlung und Systematisierung von Gesundheitsdaten ist zentrale Aufgabe.

Laut Oh, Rizo, Enkin und Jadad (2004) bezieht sich eHealth auf alle Formen der Elektronischen Gesundheitsakte die über das Internet transportiert werden. Angefangen von Informationen, Bildungsbeiträgen und Handelsprodukten bis hin zu medizinischen Dienstleistungen. eHealth umfasst eine Vielzahl an klinischen Aktivitäten, die traditionell durch die Telemedizin charakterisiert sind und über das Internet geliefert werden.

6.1 Rechtliche Rahmenbedingungen

Für die Datenspeicherung und Verarbeitung von Gesundheitsdaten sind folgende österreichische Gesetze von Bedeutung, die auch mit Gesetzen und Richtlinien auf europäischer Ebene abgestimmt sein müssen: Signaturgesetz, Telekommunikationsgesetz, Datenschutzgesetz, Krankenanstaltengesetz, Ärztegesetz, Patientencharta, E-Government Gesetz und Gesundheitstelematikgesetz (Moosheer, Hölzl & Gall, 2010).

Die Kommission für Standards und Richtlinien für den Informatikeinsatz im österreichischen Gesundheitswesen des Bundesministeriums für Gesundheit hat mit der Richtlinie Medizinisch-Administrativer Gesundheitsdatenaustausch – Logisches und Elektronisches Netzwerk Austria ein Gesundheitstelematikgesetz entworfen, das den Weg für die österreichische ELGA ebnet.

6.2 Elektronische Gesundheitsakte ELGA

In fast allen Industriestaaten wird an der Einführung einer lebensbegleitenden Gesundheitsakte gearbeitet. Dadurch soll der Informationsaustausch, unter Berücksichtigung des Datenschutzes, im Gesundheitssystem erleichtert werden. Dazu sind aber vielfältige medizinische und organisatorische Vorarbeiten notwendig. Die moderne Medizin ist durch neue Untersuchungsmethoden, welche zu einem wachsenden medizinischen Datenvolumen geführt haben gekennzeichnet. Außerdem nimmt die Spezialisierung der Medizin zu, wodurch der Kommunikationsbedarf zwischen den einzelnen Fachärztinnen und Fachärzten ansteigt. Diese beiden Faktoren bedingen, dass zur optimalen Behandlung einer Patientin und eines Patienten große Datenmengen zwischen den betreuenden GDA rasch und effizient transportiert werden müssen. Derzeit ist die Patientinnen- und Patientenbehandlung aber relativ wenig integriert und die Krankengeschichten stehen meist nur lokal zur Verfügung. International wird daher dem Thema eHealth große Bedeutung beigemessen. In Österreich arbeitet die ELGA GmbH an der Einführung der Elektronischen Gesundheitsakte (Dorda, 2008).

In den folgenden Kapiteln sollen detailliert die Vorteile und die möglichen Risiken des Elektronischen Gesundheitsaktes vorgestellt werden, da die Einführung der ELGA ein wesentliches Kernthema für die Realisierung einer optimalen Patientinnen- und Patientenkarriere darstellt.

6.2.1 Technische Voraussetzungen

Die wesentlichste Anforderung an einen ELGA-Dienst ist die Integrating Healthcare Enterprise (IHE) Kompatibilität. Durch die Erfüllung der IHE Spezifikationen bzw. das zur Verfügung stellen der unbedingt erforderlichen IHE Profile erreicht ein System in der Regel ELGA Konformität, da durch IHE die Verwendung der geforderten Standards sichergestellt wird. Speziell im Bereich Sicherheit verweist IHE jedoch auf die Verantwortung der Betreiberinnen und

Betreiber einer Affinity Domain, die notwendigen Sicherheitsvorkehrungen selbst einzubauen und richtig zu konfigurieren (Moosheer et al., 2010).

6.2.2 Vorteile für Bürgerinnen und Bürger

Laut Dorda (2008) besteht für die Bürgerinnen und Bürger die Chance auf eine bessere Qualität der Behandlung. Durch die raschere Verfügbarkeit der Vordaten ist eine zeitgerechte Betreuung möglich. Außerdem stellt die bessere Informationslage eine Verminderung des Risikos und damit eine Steigerung der Patientinnensicherheit und Patientensicherheit dar. Das ermöglicht eine bessere Integration der Versorgung. Durch die Protokollierung aller ELGA-Zugriffe haben die Bürgerinnen und Bürger eine lückenlose Kontrolle über ihre Gesundheitsdaten. ELGA ermöglicht bzw. erleichtert den Zugang zu eigenen Gesundheitsdaten. Dazu ist zu erwähnen, dass hierfür eine bürgerinnenverständliche und bürgerverständliche Aufarbeitung der medizinischen Daten notwendig wäre. ELGA könnte in einer weiteren Ausbaustufe die Menschen an Impfungen oder Vorsorgeuntersuchungen erinnern. Die Führung von Patientinnen- und Patententagebüchern, wie es zum Beispiel für Diabetikerinnen und Diabetiker notwendig ist, könnte über ELGA abgewickelt werden.

6.2.3 Risiken für Bürgerinnen und Bürger

In einer Einschätzung von Dorda (2008) bzgl. der Risiken welche für Bürgerinnen und Bürger mit der Einführung der ELGA entstehen, zeigen sich hauptsächlich Bedenken über den Datenschutz. Die Bevölkerung wird sich vornehmlich fragen, welche Daten in der ELGA über sie stehen, welche Personen zu welchem Zeitpunkt oder in welcher Situation Zugriff darauf haben, ob sie wieder aus der ELGA austreten bzw. Daten gelöscht werden können. Die Speicherung besonders sensibler Daten wie zum Beispiel psychiatrische Daten, Infektionen, Drogen, Abtreibung usw. ist für viele Bürgerinnen und Bürger aus Angst vor Stigmatisierung nicht wünschenswert. Die Angst der Menschen bezüglich der

Transparenz der Zugriffsrechte und dem Verlust des Verfügungsrechts der Daten kann ein großes Hindernis bei der Einführung der ELGA darstellen.

Die Informationssouveränität der Einzelnen und des Einzelnen geht verloren. Das Schlagwort - die Gläserne Patientin und der Gläserne Patient - ist allgegenwärtig.

6.2.4 Vorteile für GDA

Dorda (2008) benannte folgende Vorteile für GDA bei der Nutzung von ELGA: Relevante Vorbefunde sind besser zugänglich. Die Anschaffung ist wesentlich unkomplizierter und in kürzerer Zeit möglich, was die Effizienz der Patientinnen- und Patientenversorgung steigert. Durch die bessere Informationslage der GDA kann die Betreuung qualitativ verbessert werden. Die scheuklappenartige Spezialistinnen- und Spezialistensicht kann etwas erweitert werden, wodurch das moderne Schlagwort „Integrierte Versorgung" durch die leichtere Zusammenarbeit der Ärztinnen und Ärzte und die ortsunabhängige Verfügbarkeit der Krankengeschichte in einem zukünftigen Gesundheitssystem eine Chance hat. In der weiteren Entwicklung der ELGA könnte eine institutionsübergreifende Prozessunterstützung auf Basis der gemeinsam verfügbaren Patientinnen- und Patientendaten für Fachliteratur und Leitlinienerstellung aufgebaut werden.

6.2.5 Risiken für GDA

Für Dorda (2008) stellen die Informationsüberflutung mit den daraus resultierenden Haftungsfragen und dem Zeitaufwand, die Intransparenz der Zugriffsrechte mit der Unsicherheit der Ärztinnen und Ärzte, wer auf welche Daten aus ihrer Ordination zugreifen kann und ein eventueller Mehraufwand bzgl. technischer Umstellungen mit den damit verbundenen Kosten, vermeintliche Risiken für GDA dar. Die Praktikabilität der ELGA muss sich schließlich erst im Alltag bewähren und darf für keine GDA betriebswirtschaftliche Nachteile nach sich ziehen.

6.2.6 Vorteile für Krankenanstaltsträger

Die raschere Verfügbarkeit von Vorbefunden, die Einsparungen bei Mehrfachbefunden, das Potenzial für eine bessere Qualität der Behandlung und Effizienzsteigerung sind nur einige Vorteile für die Kostenträgerinnen und Kostenträger (Dorda, 2008).

6.2.7 Risiken für Krankenanstaltsträger

Für die Krankenanstaltsträger könnten unangenehme organisatorische Umstellungen nötig werden. Es ist möglich, dass sich aus der ELGA ein erhöhter Beratungsaufwand, Mehraufwand durch opt-out und teure technische Umstellungen ergeben. Wie sich die Implementierungs- und Betriebskosten entwickeln kann noch nicht abgeschätzt werden (Dorda, 2008).

6.2.8 Chancen für die medizinische Forschung

Für die Forschung eröffnen sich laut Dorda (2008) viele neue Möglichkeiten. Neue Forschungshypothesen können entwickelt werden, bessere epidemiologische Forschung und neue Dimensionen der Outcome-Forschung bzw. Langzeitkomplikationen können evaluiert werden.

6.3 Gesundheitstelematik

Bei Haas (2006) ist zu lesen, dass Gesundheitstelematik als Kunstwort aus Gesundheitswesen, Telekommunikation und Informatik alle einrichtungsübergreifenden und ortsunabhängigen Anwendungen der Informations- und Kommunikationstechnologie im Gesundheitswesen zur Überbrückung von Raum und Zeit umfasst. Telematikanwendungen im Gesundheitswesen sollen aus Sicht der Patientinnen und Patienten vorrangig zur Verbesserung der Patientinnen- und Patientenversorgung beitragen. Gesundheitstelematik ist eine Weiterentwicklung des Begriffs Telemedizin wie er noch in den neunziger Jahren verwendet wurde. Heute werden Gesundheitstelematik und eHealth als Synonyme verwendet.

Nutzen der Telemedizin für die Patientinnen und Patienten (Haas, 2006):

- Verbesserung der Inanspruchnahmebedingungen
- Verbesserung der Versorgungsqualität
- Wegfall von belastenden Wegen während der Erkrankung

7 Umsetzung informationstechnologischer Maßnahmen

Vor allem England, Dänemark, Kanada und USA haben die gesundheitspolitischen, rechtlichen und technischen Rahmenbedingungen bereits geschaffen, damit Electronic health records (EHR) starten kann. Österreich steht mit dem Pilotprojekt E-Medikation am Anfang der vollen eHealth Nutzung.

7.1 Umsetzung EHR im Ausland

Electronic health records EHR ist die internationale Bezeichnung für die Elektronische Gesundheitsakte Österreichs. Die EU, England, Dänemark, Kanada und USA setzen erhebliche Mittel ein, um mittelfristig EHR umgesetzt zu haben (Dorda 2008).

7.2 Umsetzung ELGA in Österreich

In Österreich arbeitet die ELGA GmbH an der Einführung der ELGA. Im März 2011 ist die Begutachtungsfrist des Gesetzesentwurfs ausgelaufen. Im April 2011 startete in Teilen Österreichs das Projekt E-Medikation, das als Startpunkt für ELGA gesehen werden kann. Ein weiterer Ausbau mit e-Arztbrief, e-Befund Radiologie und e-Befund Labor ist geplant.

„Zur Überbrückung von Versorgungsschnittstellen hat die Weiterentwicklung der Informations- und Kommunikationstechnologien (eHealth) im Gesundheitswesen hohe gesundheitspolitische Priorität. Große Bedeutung kommt dabei unter strenger Einhaltung des Datenschutzes der elektronischen Patientenakte (ELGA) und der Kontrolle der Vereinbarkeit von Arzneimittelverordnungen (z.B. E-Medikation, Arzneimittelsicherheitsgurt) zu, die im Interesse der Patientinnen und Patienten rasch verwirklicht werden müssen. Der Arzneimittelsicherheitsgurt und das öffentliche Gesundheitsportal sollen bis Ende 2009 umgesetzt werden" (Regierungsprogramm für die XXIV. Gesetzgebungsperiode, 2008).

8 Zusammenfassung und Ausblick

Es wurde aufgezeigt, welche Voraussetzungen und Maßnahmen nötig sind, um die Patientinnen- und Patientenkarriere so angenehm wie möglich zu gestalten. Die qualitative Verbesserung der Patientinnen- und Patientenversorgung, nicht im Sinne medizinischer Interventionen, sondern im Sinne einer nahtlosen Verbindung der einzelnen Schnittstellen innerhalb einer Patientinnen- und Patientenkarriere ist eine große Herausforderung für unsere Gesellschaft. Durch eine Integrierte Versorgung, die Elektronische Gesundheitsakte, Case- bzw. Care Management, Disease Management und Gatekeeping kann sie aber bewältigt werden.

Im Rahmen eines Projektes des Studiengangs Physiotherapie der Fachhochschule St. Pölten GmbH in Zusammenarbeit mit der Firma Sanitätshaus Martin Daxböck aus St. Pölten werden vier Studentinnen und Studenten mit der stellvertretenden Studiengangsleiterin im Zeitraum Herbst/Winter 2011 ein innovatives Versorgungskonzept für beinamputierte geriatrische Patientinnen und Patienten erarbeiten. Die Berechtigung für die finanzielle Förderung des Projektes mittels Innovationsschecks durch die Österreichische Forschungsförderungsgesellschaft und die wissenschaftliche Relevanz ergibt sich aufgrund des derzeit unbefriedigenden Versorgungsstandards. Die verkürzte stationäre Verweildauer in der Akuttherapie und daraus folgend auch Frührehabilitation nach Beinamputation bei geriatrischen Patientinnen und Patienten schaffen Versorgungsdefizite in der Prothesenherstellung bzw. Prothesenanpassung. Daraus resultierende Folgen sind eine schlechte Wundheilung, Kontrakturen und Immobilität, was die Versorgung mit einer Beinprothese schwieriger macht und folglich das funktionelle Outcome verringert.

Unter Berücksichtigung der Patientinnen- und Patientenkarriere hat das Projekt das Ziel, sowohl die Qualität der Patientinnen- und Patientenversorgung zu steigern, als auch der gesundheitsökonomischen Betrachtung mehr Aufmerksamkeit zu schenken. Dazu wird zu Beginn in den Krankenhäusern des Zentralraumes Niederösterreichs die Ist-Situation sowohl von medizinischer Seite als auch von Patientinnen- und Patientenseite durch Befragungen und zwei

Einzelfallstudien evaluiert. In die Evaluation wird auch eine Befragung des Orthopädietechnikers Herr Martin Daxböck aufgenommen, um danach das Innovationspotenzial gegenüber dem derzeitigen Versorgungsstandard darzustellen.

9 Literaturverzeichnis

Alvarez, R. (2002). The promise of e-Health a Canadian perspective. *eHealth International*, *1*(1), 4. doi:10.1186/1476-3591-1-4

Dorda, W. (2008). Informationsmanagement im Gesundheitswesen - Der Elektronische Gesundheitsakt ELGA: Chancen und Risken. *klinik*, (6-07/08 17. Jahrgang), 21-22.

Engelhardt, K. (1999). *Kranke Medizin, Das Abhandenkommen des Patienten* (1. Aufl.). Münster: Agenda-Verlag.

Fiebig, U. (1985). *Freiheit für Patient und Arzt, Das Selbstbestimmungsrecht des Patienten als Postulat der Menschenwürde* (1. Aufl.). Stuttgart: Urachhaus.

Gerhardt, U. (1986). *Patientenkarrieren: eine medizinsoziologische Studie* (1. Aufl.). Frankfurt am Main: Suhrkamp.

Haas, P. (2006). *Gesundheitstelematik☐: Grundlagen, Anwendungen, Potenziale☐: mit 13 Tabellen*. Berlin [u.a.]: Springer.

Holzer, K., & Gall, W. (2010). Patientenübergreifende Sekundärnutzung von Electronic health records. *Tagungsband der eHealth 2010*. Gehalten auf der eHealth2010, Wien.

Janzek-Hawlat, S., Sibinovis, S., & Duftschmid, G. (2010). Gesundheitsdatenaustausch im Niedergelassenen Bereich - Was sind die Bedürfnisse der Ärzte und wie gut kann ELGA diese unterstützen? *Proceedings of eHealth2010 - Health Informatics meets eHealth*, 175-181.

Kropiunigg, U. (2002). *Patientenkarrieren im medizinischen System. MedizinischePsychologie. Ein Leitfaden für Studium und Praxis mit Prüfungsfragen* (7. Aufl.). Wien: Facultas.

Kulbe, A. (2009). *Grundwissen Psychologie, Soziologie und Pädagogik: Lehrbuch für Pflegeberufe*. Stuttgart: Kohlhammer.

Moosheer, J., Hölzl, K., & Gall, W. (2010). Vergleich ELGA konformer eHealth Systeme für den Wiener Krankenanstaltenverbund. *Tagungsband der eHealth 2010*. Gehalten auf der eHealth2010, Wien: OCG.

Musil, A. (2003). *Stärkere Eigenverantwortung in der Gesetzlichen Krankenversicherung* (1. Aufl.). Freiburg: DUV.

Oh, H., Rizo, C., Enkin, M., & Jadad, A. (2004). What Is eHealth (3): A Systematic Review of Published Definitions, 7(1). doi:10.2196/jmir.7.1.e1

Pflügel, R. (2010). *Strategien für zukünftige Anforderungen im Gesundheitswesen: Qualifizierung für das Management in der Gesundheitswirtschaft*. GRIN Verlag.

Trummer, U. (1996). *Neue Paradigmen und alte Rollen: Chancen und Hemmnisse einer ganzheitlichen und patientenorientierten Versorgung; eine soziologische Analyse der Interaktion und Kommunikation zwischen Patient und „Team" auf einer Krankenhausstation*. Wien, Wien.

Wendt, W. R. (1999). *Case Management im Sozial- und Gesundheitswesen - Eine Einführung* (2. Aufl.). Freiburg: Lambertus.

I Inhaltsverzeichnis

II Abkürzungsverzeichnis

LK = Landesklinikum

Vorwort

Der Beruf als Physiotherapeutin bzw. Physiotherapeut erfordert allgemein sehr hohe Ansprüche an die soziale Kompetenz. Werden diese Ansprüche persönlich erfüllt, kann die Ausübung dieses Berufs sehr befriedigend und zufriedenstellend sein. In diesem Sinne ist das Thema dieser Bachelorarbeit zur Erlangung des Bachelor of Science in Health Studies insofern interessant, weil als angehende Physiotherapeutin bzw. Physiotherapeut das Interesse an bestimmten Menschen, wie es beinamputierte Patientinnen und Patienten sind, in Bezug auf ihre Krankheitsverläufe und den damit einhergehenden besonderen Herausforderungen und Belastungen besonders gegeben ist.

Ich bedanke mich bei meiner Ansprechpartnerin bezüglich der Bachelorarbeit seitens der FH St. Pölten Frau Kerstin Lampel, PT, bei Herrn Orthopädietechniker Martin Daxböck, bei meinen Studienkolleginnen Daniela Harter, Barbara Krenn und Gerda Schaupp, bei der Österreichischen Forschungsförderungsgesellschaft, bei Frau Birgit Engel, Assistentin der Regionalmanagerin NÖ-Mitte der Landesklinikenholding, bei den Auskunftspersonen der Spitäler Herrn OA Dr. Heinrich Renner aus Krems, Herrn OA Dr. Niklas Spitzer aus St. Pölten, Herrn Christian Schöberl aus Melk und Frau Helga Moser aus Lilienfeld, für die gute Zusammenarbeit bei der Planungs- und Durchführungsphase der Bachelorarbeit.

Wienerbruck, Januar 2012   Helmut Pesau

Einleitung

Eine Amputation bedeutet für einen Menschen einen tiefgreifenden Einschnitt in seine Persönlichkeit und in sein Selbstverständnis bezüglich des eigenen Körpers. Die geänderte Form des Körpers, die neuen Kräfteverhältnisse und die andere Identität des Körpers stellt für die Wahrnehmung und das Selbstvertrauen eine große Herausforderung dar. Die psychische Belastung, einen Teil des eigenen Körpers verloren zu haben und die notwendige Kraft im Lernprozess mit der Prothese neu gehen lernen zu müssen, sind ein schwer zu tragender Ballast in der Phase nach der Operation. Zu all diesen persönlichen Herausforderungen und Veränderungen kommen noch zusätzlich Bedenken und Unsicherheiten wie es nach der Operation weiter geht. Viele Fragen über die Alltagsbewältigung bzw. Berufsausübung, Prothesenversorgung und organisatorische Aufgaben eröffnen sich der und dem Betroffenen.

Aus diesem Grund wurden in einem ersten, hermeneutischen Teil zu dieser Bachelorarbeit die Voraussetzungen evaluiert, welche für eine qualitativ hochwertige Patientinnen- und Patientenversorgung notwendig sind. Diese Arbeit hatte das Ziel, den Fortschritt der Entwicklungen zur Berücksichtigung der Patientinnen- und Patientenkarriere in der medizinischen Versorgung zu evaluieren. Es stellte sich die Frage, ob die Berücksichtigung der Patientinnen- und Patientenkarriere bei der Entwicklung eines ökonomischen Versorgungskonzeptes für beinamputierte, geriatrische Patientinnen und Patienten notwendig ist. Es wurde festgestellt, dass eine Prothesenanpassung auf Grund des schlecht vorbereiteten Stumpfes unmöglich ist. Als Hauptgründe wurden von der Firma Sanitätshaus Martin Daxböck die verkürzte Verweildauer der Patientinnen und Patienten im Krankenhaus nach der Amputation, die Desorientierung hinsichtlich der weiteren Vorgehensweise nach der Amputation und die Überforderung der geriatrischen Patientinnen und Patienten mit der Situation und ein schlechtes interdisziplinäres Management genannt.

Ein weiteres Argument für die Umsetzung der Patientinnen- und Patientenkarriere in einem ökonomischen Konzept liegt auf der Hand. Die Kostenreduktion bei der Versorgung und die Vermeidung von Folgekosten durch suboptimale Betreuung können durch die Koordination der medizinischen, therapeutischen, rehabilitativen und pflegerischen Interventionen realisiert werden.

Im Falle einer Amputation sind viele Spezialistinnen und Spezialisten an der optimalen Patientinnen- und Patientenversorgung beteiligt. Internistinnen und Internisten, Chirurginnen und Chirurgen, Therapeutinnen und Therapeuten, Orthopädietechnikerinnen und Orthopädietechniker, Pflegerinnen und Pfleger. Diese Fachkräfte sollten sich entlang der Patientinnen- und Patientenkarriere, im Rahmen eines Care-Managements, nahtlos auffädeln, denn die Patientin und der Patienten kann für die optimale interdisziplinäre Zusammenarbeit nicht verantwortlich gemacht werden. Die Berücksichtigung der persönlichen und sozialen Situation der Betroffenen muss in einem modernen und sozialen Gesundheitswesen gewährleistet sein.

„In Zusammenarbeit mit dem Studiengang Physiotherapie möchte ich ein neuartiges Konzept entwickeln, welches durch interdisziplinäres Versorgungsmanagement ergebnisorientierte und zeitgerechte Leistungen für die PatientInnen sichert. Unter Berücksichtigung der PatientInnenkarriere soll ein innovatives Versorgungskonzept erarbeitet werden, welches das Ziel hat, sowohl die Qualität der Patientinnenversorgung und Patientenversorgung als auch die gesundheitsökonomische Betrachtung zu steigern.“

Mit diesem Anliegen ist Herr Martin Daxböck, Orthopädietechniker aus St. Pölten in Zusammenarbeit mit dem Studiengang Physiotherapie der FH St. Pölten an die Österreichische Forschungsförderungsgesellschaft herangetreten.

Anlass dafür ist für Herrn Daxböck, dass die Versorgung mit einer Beinprothese nach einer Amputation auf Grund der, wie der Orthopädietechniker meint, verkürzten stationären Verweildauer nach einer Beinamputation bei geriatrischen Patientinnen und Patienten mit all ihren Folgen wie zum Beispiel schlechter Wundheilung, Kontrakturen und Immobilität nicht optimal verläuft. Weiters meint Herr Daxböck, dass die Leistung des Krankenhauses mit einer guten Wundheilung abgeschlossen sei und die Patientinnen und Patienten unversorgt im Sinne der Mobilmachung entlassen werden.

<u>Daraus ergeben sich folgende Forschungsfragen:</u>

Hat sich die stationäre Verweildauer der Patientinnen und Patienten nach einer Beinamputation in den letzten fünf Jahren im Zentralraum Niederösterreichs in den Landeskliniken (LK) St. Pölten, Krems, Tulln, Melk und Lilienfeld verringert?

In welchem Stadium der Mobilisierung werden die Patientinnen und Patienten nach einer Beinamputation aus dem Krankenhaus entlassen?

Wie gestaltet sich die Zusammenarbeit zwischen den chirurgischen Stationen und der Orthopädietechnik?

Da diese Initiative mit einem Innovationsscheck der Forschungseinrichtung gefördert wird, arbeitet die stellvertretende Studiengangsleiterin Frau Kerstin Lampel, PT mit vier Studentinnen und Studenten eine Darstellung des Innovationspotentials gegenüber dem derzeitigen Versorgungsstandard heraus.

Diese Bachelorarbeit, welche einen Teil dieser Untersuchung bildet, evaluiert in den Krankenhäusern der Niederösterreichischen Landesklinikenholding St. Pölten, Melk, Krems und Lilienfeld den Ist-Zustand des prothetischen Versorgungsmanagement nach einer Beinamputation. Die methodische Vorgehensweise dieser Bachelorarbeit beruht auf der qualitativen Forschungsmethode des Expertinnen- bzw. Experteninterviews. Anhand der erhobenen Daten werden in Anlehnung an die Forschungsfragen Theorien generiert.

Drei weitere Bachelorarbeiten von Physiotherapiestudentinnen bilden mit der gegenständlichen Bachelorarbeit die Grundlage für die Darstellung des Optimierungspotentials gegenüber dem derzeitigen Versorgungsstandard durch Frau Kerstin Lampel, PT. Daniela Harter evaluiert mittels Interview die Meinung und Vorstellung des Orthopädietechnikers Herr Martin Daxböck vom Sanitätshaus Daxböck aus St. Pölten. Barbara Krenn begleitet in Form einer Einzelfallstudie eine beinamputierte Patientin des LK St. Pölten, beginnend in den Tagen vor der Amputation, bis zur Rehabilitation. Gerda Schaupp stellt mittels Fragebogen eine Datenerhebung von Patientinnen und Patienten aus dem Orthopädischen Rehabilitationszentrum am Zicksee zusammen und wertet diese aus.

1 Methodik

In diesem Kapitel werden der Forschungsansatz, der zeitliche Verlauf, die Techniken der Datenerhebung und Datenauswertung sowie die Methoden der Datenerhebung und Datenauswertung vorgestellt.

1.1 Forschungsansatz

„Qualitative Sozialforschung betont den Wert der Empirie für die Hypothesengenese und Theorieentwicklung, während die quantitative Methodologie in der Konfrontation der Hypothesen mit der sozialen Realität die Prüfung der Hypothesen und Theorien in den Vordergrund stellt" (Lamnek, 2005, S. 225).

Auf Grund der geplanten Anzahl der Befragungen und den Eigenschaften der zu erfragenden Daten, wurde in dieser Bachelorarbeit ein qualitativer Ansatz gewählt.

1.2 Zeitlicher Verlauf im Überblick

Im September und Oktober 2011 wurde die Planung für die einzelnen Arbeitsschritte dieser Bachelorarbeit erstellt.

> „Die erste Forschungsphase dient der gedanklichen Vorbereitung einer Studie, indem man sich mit den möglichen Anforderungen eines Forschungsfeldes vertraut macht. Im Zuge dessen schafft man die organisatorischen Voraussetzungen für die Realisierung des Vorhabens. In Hinblick auf den Untersuchungsgegenstand sind Überlegungen nötig, welche unterschiedliche Varianten des Zugangs möglich sind, welche Datenmaterialien man höchstwahrscheinlich für das Verständnis des Feldes braucht und wie man diese erhalten könnte. Forschungsseitig setzt dies voraus, sich über das eigene Erkenntnisinteresse Klarheit zu verschaffen und damit auch die Eignung einer qualitativ orientierten Forschungsstrategie zu prüfen" (Froschauer & Lueger, 2003, S. 22).

Die praktische Umsetzung begann in den Monaten November und Dezember 2011 mit der Kontaktaufnahme zu den fünf ausgewählten Krankenhäusern, sowie parallel mit der Durchführung der ersten Interviews. Der Januar und Feber 2012 standen im Zeichen letzter Datensammlungen, der Datenauswertung und der Verfassung der Bachelorarbeit.

1.3 Technik des Expertinnen- und Experteninterviews mit Leitfaden

Lamnek (2005, S. 330) versteht unter einem Interview ein planmäßiges Vorgehen mit wissenschaftlicher Zielsetzung, bei dem die Versuchsperson durch eine Reihe gezielter Fragen zu verbalen Informationen veranlasst werden soll. Das Wort Interview kommt aus dem angloamerikanischen Raum und setzte sich im 20. Jahrhundert im deutschen Sprachraum durch, wobei das Wort vom französischen entrevue, was verabredete Zusammenkunft bzw. sich begegnen bedeutet, stammt.

Laut Gläser & Laudel (2006, S. 10–11) ist das Expertinnen- und Experteninterview eine spezielle Methode, die zu einem ganz bestimmten Zweck eingesetzt wird. Untersuchungen, in denen mittels Interview das Wissen von Expertinnen und Experten über einen bestimmten sozialen Sachverhalt erschlossen werden soll, sind in den Sozialwissenschaften weit verbreitet. Die Expertinnen- und Experteninterviews haben in diesen Untersuchungen die Aufgabe, der Forscherin und dem Forscher das besondere Wissen, der in die Situationen und Prozesse involvierten Menschen, zugänglich zu machen.

In Mayer (2006, S. 36) ist zu lesen, dass einem Leitfadeninterview offen formulierte Fragen mit freier Antwortmöglichkeit zu Grunde liegen und der Leitfaden als Orientierung bzw. Gerüst dient, um sicher zu stellen, dass wesentliche Aspekte der Forschungsfrage nicht übersehen werden. Das Interview muss jedoch nicht strikt nach dieser Fragen-Reihenfolge verlaufen.

„Beim nicht-standardisierten Interview wird auf eine vorgegebene Kategorisierung der Antworten verzichtet. Es wird angewendet, wenn Häufigkeitsverteilungen und Vergleichbarkeit der Antworten nicht Untersuchungsziel oder nicht möglich sind" (Atteslander, 2003, S. 161).

Ein weiterer Vorteil dieser Datenerhebungsmethode liegt darin, dass ebenfalls Aspekte von der Expertin oder dem Experten in das Interview einfließen können, die zur Beantwortung der Forschungsfragen wichtig sind, jedoch von der Untersucherin bzw. vom Untersucher bei der Vorbereitung des Interviews, auf Grund mangelndem Einblick in die zu erkundende Materie, nicht berücksichtigt wurden.

1.4 Technik der schriftlichen Befragung

Folgende Nachteile beschreibt Atteslander (2003, S. 175) für die schriftliche Befragung:

- Die Befragungssituation ist kaum kontrollierbar.
- Es können andere Personen die Antworten beeinflussen.
- Der Befragten bzw. dem Befragten muss jede Frage zweifelsfrei verständlich sein, was komplizierte Fragestellungen ausschließt.
- Es besteht das Risiko, dass Fragen unvollständig bzw. gar nicht beantwortet werden.
- Die Zahl der unbeantworteten Fragebögen ist meist erheblich.

Da in dieser Untersuchung die organisatorischen Gegebenheiten im Forschungsfeld Krankenhaus in zwei Fällen kein persönliches Interview zuließen und die angeführten Nachteile in diesem Fall nicht zum Tragen kamen, wurde in zwei Spitälern eine schriftliche Befragung lanciert.

1.5 Methoden der Datenerhebung und Datenauswertung

Aus organisatorischen Belangen ergaben sich zwei Face to Face Interviews, eine telefonische Befragung und eine Datenerhebungen mittels Fragebogen.

1.6 Auswahl der Expertinnen und Experten

Als Expertin bzw. Experte gelten jene Personen, die in irgendeiner Weise Verantwortung für den Entwurf, die Implementierung oder die Kontrolle einer Problemlösung tragen oder über einen privilegierten Zugang zu Informationen über Personengruppen oder Entscheidungsprozesse verfügen (Bogner, 2005, S. 73).

Aus diesem Grund fiel die Wahl auf die chirurgischen Stationen der ausgewählten Krankenhäuser als primäre Kontaktstellen. Ergänzend wird an dieser Stelle erwähnt, dass die Antwortbereitschaft auf die Intervieweinladungen per Email teilweise schwach gegeben war. Zwei Spitäler antworteten erfreulicherweise auf die erste Intervieweinladung. Ein Spital meldete sich auf die zweite Intervieweinladung, die ebenfalls via Email verschickt wurde. Da die beiden anderen Spitäler auch auf die zweite Einladung nicht reagierten, wurde persönlich, mit der Bitte um Bearbeitung, ein Fragebogen auf die chirurgischen Stationen der betroffenen Spitäler gebracht.

Die Entscheidung, wer sich für das Interview bzw. die Befragung Zeit nahm und bereit war Auskunft zu erteilen, wurde vom Funktionsverband getroffen.

1.7 Form der Datenerhebung und praktische Durchführung

Die organisatorischen Rahmenbedingungen des täglichen stationären Routinebetriebs der angeschriebenen Abteilungen der Landeskliniken und das persönliche Engagement gaben, im Rahmen des Expertinnen- und Experteninterviews, die Art der Datenerhebung vor.

1.7.1 LK St. Pölten

Im Landesklinikum St. Pölten wurde mit Oberarzt Dr. Niklas Spitzer ein persönliches Leitfadeninterview geführt. Herr Spitzer ist seit acht Jahren Facharzt für Gefäßchirurgie und Chirurgie auf der chirurgischen Abteilung. Nach einer kurzfristigen telefonischen Kontaktaufnahme seitens Herrn Spitzers nahm sich der Oberarzt in einer Pause Zeit, um in der Teeküche der 2. chirurgischen Station die Fragen zu beantworten. Das Interview wurde mit der Einverständniserklärung Dr. Spitzers mit einem Diktiergerät aufgenommen.

1.7.2 LK Melk

Im Landesklinikum Mostviertel Melk wurde ein persönliches Leitfadeninterview geführt. Da laut Sekretariat der chirurgischen Abteilung des Hauses ein fixer Interviewzeitpunkt und Interviewpartnerin bzw. Partner schwer zu finden sei, wäre es am besten zwischen 12 und 14 Uhr im Spital zu erscheinen. Die Sekretärin wolle sich dann um eine Auskunftsperson kümmern. Das Interview wurde mit dem Gipser Christian Schöberl, der diese Tätigkeit seit 29 Jahren ausübt und für die Stumpfpflege, betreffend Prothesenvorbereitung, zuständig ist geführt. Zu Beginn wollte sich Herr Schöberl nicht viel Zeit nehmen. Oder Herr Schöberl hat die, für ihn, unvorbereitete überraschende Situation falsch eingeschätzt. Herr Schöberl dürfte keine Vorinformation bekommen haben. So wurde das Interview am Gang begonnen und erst im Laufe des Gesprächs wechselte die Interviewsituation ins

Dienstzimmer. Die Antworten wurden auf dem Leitfaden notiert und im Anschluss an das Gespräch mit einem Gedächtnisprotokoll ergänzt.

1.7.3 LK Krems

Die Datenerhebung vom Landesklinikum Krems erfolgte mittels einer telefonischen Befragung. 1. Oberarzt Dr. Heinrich Renner bot auf die zweite Bitte um ein Interview via Email, gerichtet an das chirurgische Sekretariat, seine Mitarbeit an. Dr. Renner ist Facharzt für Chirurgie und arbeitet seit 20 Jahren auf der chirurgischen Abteilung. Das Interview wurde telefonisch durchgeführt. Die Antworten wurden während des Interviews auf dem Leitfaden notiert und im Anschluss an die Befragung mit einem Gedächtnisprotokoll ergänzt.

1.7.4 LK Lilienfeld

Ein teilstandardisierter Fragebogen in Form der Paper-Pencil-Methode in Abwesenheit des Interviewers diente im Landesklinikum Voralpen Lilienfeld zur Datenerhebung. Da das chirurgische Sekretariat auf die Emails des 29. November 2011 und 12. Dezember 2011 mit der Bitte um einen Gesprächstermin nicht antwortete, wurde ein Fragebogen, ident mit dem Interviewleitfaden, mit dem Ersuchen um Bearbeitung persönlich auf die 1. chirurgische Bettenstation gebracht und nach wenigen Tagen, bearbeitet von der Stationsführerin und diplomierten Gesundheits- und Krankenschwester Frau Helga Moser wieder abgeholt.

1.7.5 LK Tulln

Ein teilstandardisierter Fragebogen in Form der Paper-Pencil-Methode in Abwesenheit des Interviewers diente im Landesklinikum Donauregion Tulln zur Datenerhebung. Da das chirurgische Sekretariat auf die Emails des 29. November 2011 und 12. Dezember 2011 mit der Bitte um einen Gesprächstermin nicht antwortete, wurde ein Fragebogen, ident mit dem Interviewleitfaden, mit dem Ersuchen um Bearbeitung persönlich auf die 1. chirurgische Bettenstation gebracht. Da bis zum letztmöglichen Zeitpunkt der Datenbearbeitung und Interpretation zur Einflussnahme in die Bachelorarbeit der Fragebogen nicht bearbeitet wurde, konnte die Situation im LK Tulln nicht evaluiert werden.

1.8 Der Leitfaden

Die Ausarbeitung des Interviewleitfadens war für die Vorbereitung des Interviews hilfreich und notwendig. Durch das Erarbeiten der, als relevant erachteten Themenbereiche, wurde ein Einblick in die Materie gewonnen. Die gedankliche Auseinandersetzung mit dem Forschungsfeld erschien sehr wichtig, um für die Interviewpartnerin bzw. den Interviewpartner ein guter Gesprächspartner zu sein bzw. das Interesse und die Bedeutung an der Sache zu zeigen. Ein weiterer wichtiger Aspekt der Vorbereitung war, so viele Informationen wie möglich über die Thematik zu sammeln. Schließlich wurde die Fragenanzahl durch die intensive Beschäftigung mit dem Leitfaden reduziert und eine exakte Fragenformulierung erreicht, um so genau wie möglich zu fragen, aber Detailfragen überflüssig zu machen.

Der gegenständliche Fragebogen hatte das Ziel, die derzeitige Situation in den fünf Krankenhäusern bezüglich der Prothesenversorgung nach Beinamputation, unter besonderer Berücksichtigung der Zusammenarbeit mit einer Orthopädietechnikerin bzw. einem Orthopädietechniker zu evaluieren.

Im Anhang ist der gesamte Interviewleitfaden angeführt.

Das Erkenntnisinteresse spiegelte sich in folgenden großen Themenbereichen wider:

- Patientinnen- und Patientenalter, Verweildauer
  Folgende Fragen wurden unter dieser Rubrik zusammengefasst:
  In welchem durchschnittlichen Alter befinden sich die PatientInnen bei der Amputation?
  Wie lange ist der stationäre Aufenthalt der PatientInnen vor und nach der Amputation geplant?
  Hat sich die Verweildauer der PatientInnen im Krankenhaus nach einer Beinamputation in den letzten 5 Jahren verändert?
  Wenn ja, in welchem Ausmaß hat sich die Verweildauer der PatientInnen nach einer Beinamputation in den letzten 5 Jahren verändert?
  Leistungsorientierte Krankenanstaltenfinanzierung, Österreichischer Strukturplan Gesundheit und Qualitätsstrategie der NÖ Landeskliniken-

Holding tragen zu einer Reduzierung der Aufenthaltsdauer im Krankenhaus bei. Hat das Auswirkungen auf die prothetische Versorgung der amputierten PatientInnen?

Wenn ja, welche Auswirkungen können beobachtet werden?

- Stumpfvorbereitung für die Prothese

Folgende Fragen wurden unter dieser Rubrik zusammengefasst:

Ist es Ziel des Krankenhauses, die medizinische Versorgung so zu gestalten, dass eine Prothese angepasst werden kann?

Fallen Maßnahmen der Frühversorgung zur Vorbereitung der Prothesenanpassung (Desensibilisierung, belastbar machen des Stumpfes, Manuelle Lymphdrainage, Stumpfkompression) in das Leistungsspektrum des Krankenhauses?

Wenn ja, wer ist für diese Maßnahmen verantwortlich bzw. von wem werden sie durchgeführt?

Wird den PatientInnen nach der Operation das selbständige Bandagieren beigebracht um den Stumpf für die Prothese vorzubereiten?

Wenn nein, wer führt das Bandagieren durch?

- Ziel der medizinischen Versorgung nach erfolgter Amputation

Folgende Fragen wurden unter dieser Rubrik zusammengefasst:

In welchem Heilungsstadium werden die PatientInnen aus dem Krankenhaus entlassen?

In welchem Heilungsstadium wurden die PatientInnen vor 5 Jahren aus dem Krankenhaus entlassen?

- Ablauf des prothetischen Versorgungsmanagements

Folgende Fragen wurden unter dieser Rubrik zusammengefasst:

Ist das prothetische Versorgungsmanagement vor und nach einer Beinamputation in dem Krankenhaus standardisiert?

Erhalten die PatientInnen eine Erklärung, welche organisatorischen Schritte zum Erhalt einer Prothese notwendig sind?

Wenn ja, zu welchem Zeitpunkt, durch wen und in welcher Form?

- Kommunikation

Folgende Fragen wurden unter dieser Rubrik zusammengefasst:

Gibt es für die PatientInnen ein Informationsblatt, das den Weg zur Prothese beschreibt?

Wird den PatientInnen im Krankenhaus die prothetische Versorgung mit deren Möglichkeiten vorgestellt?

Wenn ja, zu welchem Zeitpunkt, durch wen und in welcher Form?

- Entscheidungsprozesse auf der chirurgischen Station

  Folgende Fragen wurden unter dieser Rubrik zusammengefasst:

  Durch wen wird das Rehabilitationspotential bestimmt und die Entscheidung über die Einleitung einer prothetischen Versorgung gefällt?

  Besteht bereits im Rahmen der Frühversorgung im Krankenhaus eine interdisziplinäre Zusammenarbeit zwischen Ärztin bzw. Arzt, Physiotherapie, Psychologie, Pflege, Orthopädietechnik, Ergotherapie?

- Zusammenarbeit mit Orthopädietechnikerin oder Orthopädietechniker

  Folgende Fragen wurden unter dieser Rubrik zusammengefasst:

  Gibt es eine Zusammenarbeit zwischen dem Krankenhaus und einer Orthopädietechnikerin oder einem Orthopädietechniker?

  Wer nimmt wann Kontakt mit einer Orthopädietechnikerin oder einem Orthopädietechniker auf?

- Rehabilitation

  Folgende Fragen wurden unter dieser Rubrik zusammengefasst:

  Kommen die PatientInnen in eine Anschlussrehabilitation?

  In welche Einrichtungen werden die PatientInnen nach dem stationären Aufenthalt transferiert?

  Wird ein Rehabilitationsantrag seitens des Krankenhauses gestellt bzw. finden die PatientInnen dabei Unterstützung?

  Wenn ja, zu welchem Zeitpunkt, durch wen und in welcher Form?

1.9 Auswertungsmethode

Um die gewonnen Interviewaussagen auszuwerten, wird auf das Verfahren der formulierenden Interpretation nach Bohnsack zurückgegriffen.

Bohnsack (2008, S. 134–135) erklärt, dass die formulierende Interpretation im Sinne der dokumentarischen Interpretation zu verstehen ist. Die formulierende

37

Interpretation interpretiert die Sinngehalte des Interviews ohne den Wahrheitsgehalt zu bewerten. Es ist hervorzuheben, dass die bearbeiteten Themen zum Gegenstand begrifflich theoretischer Explikation werden und nicht die Interviewpartnerinnen bzw. der Partner. Die Interviewerin bzw. der Interviewer versucht einen Überblick über den Interviewinhalt zu bekommen und fasst hierfür den Inhalt zu Überschriften zusammen, um die Transkription zu strukturieren.

2 Ergebnisse

Zur übersichtlichen Darstellung der explorierten Daten, werden zunächst die Themenbereiche vorgestellt. Anschließend werden die vier Befragungen nach Krankenhäusern gegliedert und in die Themenbereiche unterteilt.

2.1 Themenbereiche

In dem Themenbereich Patientinnen- bzw. Patientenalter und Verweildauer im Krankenhaus, wurde das durchschnittliche Alter der Patientinnen und Patienten bei der Amputation und die Verweildauer im Krankenhaus nach der Operation evaluiert.

Die Stumpfvorbereitung für die Prothese ist ein weiteres großes Thema, um zu erfahren, wie die Patientinnen und Patienten diesbezüglich versorgt werden.

Bei dem Fragenkomplex über das Ziel der medizinischen Versorgung nach der Amputation war das Erkenntnisinteresse auf das Outcome nach der Amputation gerichtet.

Weitere Fragen explorierten speziell den Ablauf des prothetischen Versorgungsmanagements nach der Operation.

Das Thema Kommunikation widmete sich den Fragen bezüglich des Informationsflusses zwischen Patientinnen und Patienten und dem Behandlungsteam.

Wie die Entscheidungsprozesse bezüglich der Prothesenversorgung auf der chirurgischen Station ablaufen, war ein weiteres interessantes Thema.

Bei dem Thema Zusammenarbeit mit der Orthopädietechnikerin bzw. dem Orthopädietechniker, wurden die organisatorischen Abläufe zwischen der Station und der privaten Dienstleisterin bzw. dem privaten Dienstleister evaluiert.

Die Fragen über die rehabilitativen bzw. kurativen Maßnahmen nach der Amputation erkundeten die weiteren Patientinnen- und Patientenstationen nach dem Krankenhausaufenthalt.

2.1.1 LK St. Pölten

Herr OA Dr. Niklas Spitzer ist Facharzt für Gefäßchirurgie und Chirurgie und arbeitet seit 13 Jahren im LK St. Pölten, wobei der Arzt acht Jahre davon auf der chirurgischen Station tätig ist.

Patientinnen- und Patientenalter, Verweildauer

Laut Dr. Spitzer werden die Patientinnen und Patienten zur Vorbereitung auf die Amputation einen Tag vor der Operation im Spital aufgenommen und verbleiben nach der Operation durchschnittlich 14 Tage im Spital. Leistungsorientierte Krankenanstaltsfinanzierung, Österreichischer Strukturplan Gesundheit und Qualitätsstrategie der NÖ-Landesklinikenholding tragen in St. Pölten nicht zu einer Reduzierung der Aufenthaltsdauer bei. Weiters hat der Oberarzt erwähnt, dass sich die Verweildauer in den letzten fünf Jahren nicht verringert hat.

Der Chirurg gibt das Durchschnittsalter der Patientinnen und Patienten mit 70 Jahren an.

Stumpfvorbereitung für die Prothese

Maßnahmen der Frühversorgung, die für die Stumpfvorbereitung essentiell sind wie Desensibilisierung, belastbar machen des Stumpfs, bandagieren und manuelle Lymphdrainage fallen nach Dr. Spitzer in die Agenden des Krankenhauses und werden durch die Pflegekräfte durchgeführt. Die Möglichkeiten der prothetischen Versorgung werden in der Phase der Stumpfvorbereitung mit den Patientinnen und Patienten besprochen.

Ziel der medizinischen Versorgung nach der Amputation

Die Frage, ob jeder Stumpf mit einer Prothese versorgt werden kann, wurde mit nein beantwortet. Allerdings ist es das Ziel des interdisziplinären Teams jede Patientin und jeden Patient nach der Nahtentfernung mit einer Interimsprothese zu versorgen und mit wenigen Schritten auf der Station mobil zu machen.

Ablauf des prothetischen Versorgungsmanagements

Der Facharzt erklärt, dass das Versorgungsmanagement sehr individuell gehandhabt wird, weil gehandhabt werden muss. Eine Standardisierung für einen

Ablauf oder ein Verhalten nach einer Amputation sei nicht sinnvoll und nicht möglich. Daher gäbe es auch keine Informationsblätter bezüglich des Versorgungsmanagements für die Patientinnen und Patienten.

Kommunikation

Die Informationen für die Patientinnen und Patienten werden von den Verantwortlichen der Sparten Physiotherapie, Chirurgie und der Orthopädietechnik gemeinschaftlich erteilt, wobei Dr. Spitzer, auf Grund sehr begrenzter zeitlicher Ressourcen seitens der Ärztinnen und Ärzte Verbesserungspotential bezüglich des Informationsflusses zwischen Ärztin bzw. Arzt und Patientin und Patient sieht.

Entscheidungsprozesse auf der chirurgischen Station

Die fälligen Entscheidungen, wie zum Beispiel die Sinnhaftigkeit einer Prothese, die weiterführende Versorgung nach dem stationären Aufenthalt im Rahmen einer Amputation werden gemeinschaftlich von den Physiotherapeutinnen und Physiotherapeuten, Stationsführerinnen und Stationsführer und Ärztinnen und Ärzten getroffen.

Zusammenarbeit mit Orthopädietechnikerin bzw. Orthopädietechniker

Laut Dr. Spitzer ist die interdisziplinäre Zusammenarbeit mit allen Bereichen des Settings Krankenhaus für die optimale Versorgung nach einer Amputation gegeben. Durch die räumliche und strukturelle Nähe sind alle Verantwortlichen persönlich oder telefonisch leicht zu kontaktieren. Dr. Spitzer erklärt, dass die Zusammenarbeit mit einer Orthopädietechnikerin bzw. einem Orthopädietechniker nicht gut funktioniert. Auf Grund der Tatsache, dass die Dienstleistung der Orthopädietechnik auswärtig angesiedelt sei, wäre es aus organisatorischen Gründen selten möglich alle Spezialistinnen und Spezialisten bei der Patientin und dem Patienten am Bett zu versammeln. Bei Bedarf, d. h. im Rahmen des prothetischen Versorgungsmanagements wird die Orthopädietechnikerin bzw. der Orthopädietechniker von der chirurgischen Station telefonisch kontaktiert, um auf die Station zu kommen und die Patientin bzw. den Patient von ihrer bzw. seiner Seite über die Möglichkeiten der Prothesenversorgung zu informieren.

41

Rehabilitation

OA Dr. Spitzer zeigt auf, dass die Entscheidung über rehabilitative oder kurative Maßnahmen in hohem Maße bei ihm liegt. Der Chirurg entscheidet individuell und schickt die Patientinnen und Patienten in jene Stellen bei welchen er das Gefühl hat, dass der oder die Betroffene am besten ins normale Leben zurückfindet. In dieser Entscheidung involviert ist die Stationsführerin bzw. der Stationsführer, welche bzw. welcher die Verantwortung für die poststationäre Weiterversorgung trägt. Seit kurzer Zeit kommt auf Anruf eine Mitarbeiterin oder ein Mitarbeiter des Entlassungsmanagements auf die Station, um die optimale Versorgung im Sinne einer wenig belasteten Patientinnen- bzw. Patientenkarriere zu gewährleisten. Das Sozialreferat des Krankenhauses organisiert den Rehabilitationsantrag.

2.1.2 LK Melk

Herr Christian Schöberl ist seit 29 Jahren Gipser im LK Melk. Herr Schöberl ist für die Stumpfversorgung im Sinne der Prothesenvorbereitung verantwortlich. Alle amputierten Patientinnen und Patienten werden von dem Gipser bandagiert, um eine optimale Stumpfformung für die Prothese zu generieren.

Patientinnen- und Patientenalter, Verweildauer

Im Landesklinikum Melk werden jährlich vier bis fünf Unterschenkel- bzw. Oberschenkelamputationen durchgeführt. Das Alter der Patientinnen und Patienten beträgt bei der Amputation 45 bis 80 Jahre.

Die Verweildauer der Operierten auf der Station beträgt sieben bis zehn Tage, wobei die Frage, ob sich die Verweildauer in den letzten fünf Jahren verringert hat, mit „gefühlsmäßig ja" beantwortet wurde.

Stumpfvorbereitung für die Prothese

Die Stumpfvorbereitung bezüglich des Bandagierens obliegt hauptsächlich Herrn Schöberl. Die Amputierten werden von der Station zu ihm gebracht, wo der Stumpf durch entsprechende Verbände in die nötige Form gebracht wird. Herrn Schöberl ist dieses Vorgehen ein großes Anliegen, da er die Patientinnen und Patienten durch die Behandlungen im Vorfeld sehr gut kennt und optimal versorgt wissen will. Das selbständige Bandagieren erachtet der Gipser für die Betroffenen für zu kompliziert.

Ziel der medizinischen Versorgung nach der Amputation

Am Ende der medizinischen Versorgung seitens des Krankenhauses stehen die Nahtentfernung und die ersten Schritte mit einer Gehhilfe. Davor stehen Maßnahmen der Frühversorgung wie Desensibilisierung, belastbarmachen des Stumpfes und manuelle Lymphdrainage für das behandelnde Team am Therapieplan.

Ablauf des prothetischen Versorgungsmanagements

Es bestehen keine Standards für die Versorgung. Das Vorgehen wird individuell abgestimmt. Nach der Operation wird der Orthopädietechniker der Firma Wutschka Herr Meiringer telefonisch kontaktiert, welcher gemeinsam mit der Patientin bzw. dem Patient die Prothesenversorgung erarbeitet.

Kommunikation

Das interdisziplinäre Team bestehend aus Ärztin bzw. Arzt, Physiotherapeutin bzw. Physiotherapeut, Psychologin bzw. Psychologen, Pflegekräften, Ergotherapeutin bzw. Ergotherapeut und Orthopädietechnikerin bzw. Orthopädietechniker stehen erstens untereinander und zweitens zur Betroffenen bzw. zum Betroffenen im ständigen Kontakt. Die Informationen betreffend Prothese, wie Erklärung der Möglichkeiten, obliegen dem Orthopädietechniker Herr Meiringer.

Schriftliche Informationsblätter und dergleichen werden nicht angeboten.

Entscheidungsprozesse auf der chirurgischen Station

Die Entscheidung, ob die Patientin oder der Patient mit einer Prothese versorgt wird liegt laut Interviewtem „auf der Hand". Die Entscheidung wird im Behandlungsteam gefällt.

Zusammenarbeit mit Orthopädietechnikerin bzw. Orthopädietechniker

Den Kontakt mit dem Orthopädietechniker Herr Meiringer stellt die chirurgische Station nach einer Amputation automatisch her. Die Zusammenarbeit zwischen dem privaten Dienstleister und dem intramuralen Personal erachtet Herr Schöberl als sehr produktiv und im Sinne der Patientin bzw. des Patienten.

Rehabilitation

Die rehabilitativen und kurativen Maßnahmen waren nicht Gegenstand des Interviews.

2.1.3 LK Krems

Herr OA Dr. Heinrich Renner stellte sich für das Interview zur Verfügung. Der Facharzt für Chirurgie arbeitet seit 20 Jahren im Landesklinikum Krems.

Patientinnen- und Patientenalter, Verweildauer

Das Durchschnittsalter der zu amputierenden Patientinnen und Patienten beträgt in etwa 65 Jahre. Die geplante Verweildauer beträgt 10 Tage. Diese hat sich in den vergangenen fünf Jahren stetig verkürzt. Die Nahtentfernung erfolgt am 21. Tag. Pro Jahr werden etwa 15 Oberschenkel- bzw. Unterschenkelamputationen in Krems durchgeführt.

Stumpfvorbereitung für die Prothese

Alle Maßnahmen der Stumpfvorbereitung fallen in das Leistungsspektrum des Landesklinikums und werden von den Pflegekräften durchgeführt.

Ziel der medizinischen Versorgung nach der Amputation

Die medizinische Versorgung ist auf die Anpassung einer Prothese ausgelegt. Zu diesem Zweck arbeitet das Behandlungsteam mit einem Silikonliner. Dieses therapeutische Hilfsmittel wird zwei bis drei Tage nach der Operation eingesetzt, um den Stumpf in eine brauchbare Form für die Prothese zu zwingen.

Ablauf des prothetischen Versorgungsmanagements

Der Verlauf des Versorgungsmanagements ist nicht standardisiert. Ein bestehender und eingesetzter Aufklärungszettel informiert die Patientinnen und Patienten über die Amputation, nicht aber die Prothesenversorgung. Nach der Operation ist die physikalische Abteilung für die Mobilisierung der Patientin bzw. des Patienten verantwortlich.

Kommunikation

Die Möglichkeiten für die oder den Betroffenen bezüglich der Prothese und die organisatorischen Schritte zur Prothese werden im LK Krems von der Orthopädiefirma Illek-Sanag an die Kundinnen und Kunden herangetragen. Treten in der täglichen Versorgung der Amputierten durch die Physiotherapeutinnen und Physiotherapeuten und der diplomierten Gesundheits- und Krankenschwestern und diplomierten Gesundheits- und Krankenpfleger, Probleme zum Beispiel mit der Wundheilung auf, wird sofort Meldung an die verantwortliche Ärztin bzw. den verantwortlichen Arzt erstattet.

Entscheidungsprozesse auf der chirurgischen Station

Die Entscheidung, ob die Patientin bzw. der Patient einer Prothesenversorgung zugeführt wird, fällt das Behandlungsteam in interdisziplinärer Zusammenarbeit. Der Allgemeinzustand der Person ist für oder gegen eine prothetische Versorgung ausschlaggebend.

Zusammenarbeit mit Orthopädietechnikerin bzw. Orthopädietechniker

Die Firma Illek-Sanag betreibt in der Eingangshalle des Kremser Spitales von Montag bis Freitag eine Filiale. Zwei Orthopädietechnikerinnen bzw. Orthopädietechniker kümmern sich um die amputierten Personen. Den Kontakt stellen die chirurgische Station respektive die Pflegekräfte her. Dr. Renner erwähnte, dass das nicht ganz reibungslos verliefe, da ein Orthopädietechniker in Konkurrenz zu dieser Firma ebenfalls um die Patientinnen und Patienten wirbt.

Rehabilitation

Um die ärztliche Entscheidung über die poststationäre Versorgung zu treffen, wird mit der physikalischen Therapie Absprache gehalten. Dabei werden alle Parameter wie zum Beispiel die kardiale Leistungsfähigkeit herangezogen um zu entscheiden, ob die Patientin bzw. der Patient am Weißer Hof oder in Groß Gerungs besser aufgehoben ist.

2.1.4 LK Lilienfeld

Frau Helga Moser ist die Stationsführerin der 1. chirurgischen Bettenstation im Landesklinikum Voralpen Lilienfeld. Die Diplomierte Gesundheits- und Krankenschwester erfüllt diese Funktion seit 1985.

Patientinnen- und Patientenalter, Verweildauer

Frau Helga Moser gab das Alter der Patientinnen und Patienten bei der Operation mit 65 Jahren und aufwärts an. Die amputierten Personen bleiben nach dem Eingriff zwei bis drei Wochen im Krankenhaus. Der Zeitraum vor der Operation ist unbestimmt, da laut Frau Moser vor der Amputation eine längere konservative Behandlung durchgeführt wird. Die Dauer des Krankenhausaufenthalts hat sich in den letzten fünf Jahren nicht verändert.

Stumpfvorbereitung für die Prothese

Stumpfkompression und manuelle Lymphdrainage sind Maßnahmen der Frühversorgung zur Vorbereitung auf die Prothese im gegenständlichen Landesklinikum. Die Stumpfkompression wird nach ärztlicher Anordnung durch das Pflegepersonal durchgeführt. Die manuelle Lymphdrainage erfolgt nach ärztlicher Anordnung durch eine Physiotherapeutin bzw. einen Physiotherapeuten. Diese Maßnahmen sind das Produkt, der bereits im Frühstadium nach der Amputation verwirklichten, interdisziplinären Zusammenarbeit. Das selbständige Bandagieren wird den Patientinnen und Patienten nicht beigebracht. Es ist Aufgabe des Pflegepersonals für die Bandagen zu sorgen.

Ziel der medizinischen Versorgung nach der Amputation

Das Ziel des Betreuungsteams ist die Prothesenversorgung. Die Entlassung aus dem Krankenhaus wird bei stabilen Wundverhältnissen realistisch.

Ablauf des prothetischen Versorgungsmanagements

Es gibt keinen Fahrplan oder standardisierten Ablauf von der Amputation bis zur Prothese. Die Pflegekräfte informieren die Betroffenen einige Tage postoperativ, welche organisatorischen Schritte zum Erhalt einer Prothese notwendig sind. Außerdem werden die Patientinnen und Patienten bei stabilen Wundverhältnissen einer Orthopädietechnikerin oder einem Orthopädietechniker vorgestellt.

Kommunikation

Die Aufklärungen und Informationen werden von den Pflegekräften mündlich an die Patientinnen und Patienten weitergegeben. Es wird kein Informationsblatt oder ähnliches eingesetzt. Die Möglichkeiten der Prothesenversorgung werden von der Orthopädietechnikerin bzw. dem Orthopädietechniker vorgestellt.

Entscheidungsprozesse auf der chirurgischen Station

Die beste Vorgehensweise bezüglich Stumpfvorbereitung, Prothesenanpassung und poststationärem Aufenthalt für die Patientin bzw. den Patient wird im interdisziplinären Team, auch mit der Überleitungspflege besprochen.

Zusammenarbeit mit Orthopädietechnikerin bzw. Orthopädietechniker

Nach ärztlicher Freigabe nimmt das Pflegepersonal mit einer Orthopädietechnikerin bzw. einem Orthopädietechniker telefonisch Kontakt auf, welche bzw. welcher in weiterer Folge die Betroffenen über die Schritte bis zur Prothese aufklärt.

Rehabilitation

Die Patientinnen und Patienten werden bei der Rehabilitationsantragstellung seitens des Krankenhauses durch die Überleitungspflege unterstützt. Voraussetzung für den Transfer ist die stabile Wundsituation nach 10 bis 14 Tagen. So ist eine Anschlussrehabilitation in Einrichtungen der Remobilisation oder Rehabilitation möglich. Teilweise werden die Patientinnen oder Patienten nach Hause entlassen.

3 Diskussion

In diesem Kapitel werden die dargestellten Ergebnisse auf Basis der Literatur diskutiert und eventuelle Abweichungen mit der gesichteten Literatur und üblichen Vorgehensweise genannt.

3.1 Patientinnen- und Patientenalter, Verweildauer

„Die Mehrzahl aller beinamputierten Patienten [sic] in den Industrieländern sind ältere Menschen. Der Hauptgrund für Amputationen sind periphere Durchblutungsstörungen" (Holly, 2002, S. 436).

Dr. Thomas Beyer schreibt (2009, S. 3) in seiner Abschlussarbeit des Diplomlehrgangs Geriatrie der österreichischen Ärztekammer, dass etwa drei Viertel aller Beinamputationen an Patientinnen und Patienten vorgenommen werden, die bereits das 65. Lebensjahr überschritten haben. Dabei ist bei diesen älteren Patientinnen und Patienten die Hauptursache für die Amputation die arterielle Verschlusskrankheit, welche häufig mit einem Diabetes mellitus kombiniert ist.

Die Ergebnisse der Befragungen bezüglich des Patientinnen- und Patientenalters in den Spitälern spiegeln die Aussagen der oben genannten Autorinnen und Autoren wider.

Die Verweildauer hat sich laut Aussagen der Befragten in den letzten fünf Jahren in St. Pölten und Lilienfeld nicht verändert. Diese beträgt, im Vergleich zu Krems und Melk mit zwei bis drei Wochen fast das Doppelte. In Krems beträgt die Aufenthaltsdauer nach der Operation zehn Tage. In Melk werden die Patientinnen und Patienten nach sieben bis zehn Tagen aus der chirurgischen Station entweder nach Hause oder in eine Rehabilitationseinrichtung entlassen. In den beiden letztgenannten Kliniken hat sich die Verweildauer laut Auskunftspersonen mittelfristig verringert.

3.2 Stumpfvorbereitung für die Prothese

„Die Stumpfbandage ist noch immer Mittel der Wahl, um ein stabiles Stumpfvolumen und eine optimale Stumpfform zu erreichen oder zu erhalten. Der

Patient [sic] muss schnellstmöglich selbstständig in der Lage sein, diese zu applizieren" (Holly, 2002, S. 438).

Die Vorgehensweise in den Krankenhäusern des niederösterreichischen Zentralraums entspricht nicht der Forderung von Holly. Es ist üblich, dass die Pflegekräfte bzw. in Melk der Gipser die Stumpfkompression in verschiedenen Formen übernehmen.

3.3 Ziel der medizinischen Versorgung nach der Amputation

Holly (2002, S. 438) gibt zu denken, dass ab der zweiten bzw. dritten Woche postoperativ neben der Gangschulung, zusätzlich die Gewöhnung des Stumpfs an den Druck der späteren Prothese im Vordergrund steht.

Auf den chirurgischen Stationen gehören neben allen pflegerischen Maßnahmen der Hygiene und Wundpflege, die Desensibilisierung und das Belastbarmachen des Stumpfs zu den Maßnahmen der Frühversorgung um die Anpassung einer Prothese zu ermöglichen. Die Mobilisierung mit einer Interimsprothese auf der chirurgischen Station, wie es von Herrn Daxböck gefordert wird, ist nur im LK St. Pölten Ziel der medizinischen Versorgung.

3.4 Ablauf des prothetischen Versorgungsmanagements

„Das Rehabilitationsteam muss interdisziplinär zusammengesetzt sein und eng zusammenarbeiten. Es besteht in spezialisierten Kliniken aus mehreren Fachpersonen: Arzt (Koordinator) [sic], Physiotherapeut [sic], Psychologe (evtl. Psychiater oder Seelsorger) [sic], Pflege, Orthopädietechniker [sic], Ergotherapeut [sic]" (Holly, 2002, S. 436).

> „Der stationäre Pflegedienst kümmert sich um die Pflege der Wunde und des Stumpfes. Er ist für die Reduzierung des Wundödems durch Kompressionsstrümpfe, Silikonliner oder durch das Wickeln des Stumpfes zuständig und trainiert mit dem Patienten [sic], oft in Zusammenarbeit mit der Ergotherapie, wie die Prothese an- und ausgezogen und der Liner korrekt angewendet wird. Der Physiotherapeut [sic] ist an allen Phasen des Rehabilitationsprozesses beteiligt. Während es am Anfang hauptsächlich darum geht, das entstandene Stumpfödem zu reduzieren, die Durchblutung zu fördern, die Gelenkbeweglichkeit zu

erhalten, den Stumpf vorzubereiten, abzuhärten und zu formen sowie erste Steh- und Gehtrainings durchzuführen, wird sich in der stationären Rehabilitation vor allem dem Prothesentraining gewidmet. Einer der Schwerpunkte dabei ist die Prothesengehschule" (Pohlen, 2009, S. 15).

Die interdisziplinäre Zusammenarbeit funktioniert laut den Angaben der befragten Personen sehr gut. Dazu gehört auch die Zusammenarbeit mit den extramural angesiedelten Orthopädietechnikerinnen oder Orthopädietechnikern. Nur in St. Pölten sieht der interviewte Experte Optimierungspotential in der Zusammenarbeit mit dem angesiedelten Orthopädietechniker, da es schwierig sei einen gemeinsamen Zeitpunkt zur Besprechung zwischen den Ärztinnen und Ärzten und dem Orthopädietechniker zu finden.

3.5 Kommunikation

In Kickinger & Ilbeygui (2005, S. 86) ist zu lesen, dass sich alle Bemühungen des Rehabilitationsteams um die Patientinnen und Patienten drehen und die Mitarbeit der Betroffenen durch viele Unterstützungen gefördert werden soll. Durch fachliche und soziale Kompetenzen sollen den Patientinnen und Patienten Erleichterungen im Alltags- und Berufsleben, sowie eine Verbesserung der Lebensqualität ermöglicht werden.

In allen Spitälern wird mit den Patientinnen und Patienten bezüglich des Behandlungsverlaufes und der geplanten Behandlungsschritte mündlich kommuniziert, wobei auf eine transparente und sehr kommunikative Atmosphäre zur Sicherung eines optimalen Informationsaustauschs zwischen dem Rehabilitationsteam und den Amputierten geachtet wird. Auf schriftliche Folder oder Informationsblätter wird in keinem der Krankenhäuser zurückgegriffen.

Mit der Umsetzung sind die Befragten, außer in St. Pölten, sehr zufrieden. Mangelnde zeitliche Ressourcen behindern die Ärztin bzw. den Arzt im LK St. Pölten länger als bisher mit den Patientinnen und Patienten zu sprechen.

3.6 Entscheidungsprozesse auf der chirurgischen Station

Auf allen chirurgischen Stationen welche befragt wurden, fallen die Entscheidungen über die Durchführung und den Ablauf der zu tätigenden Behandlungsschritte ausschließlich im gesamten Behandlungsteam. Jede

Teilnehmerin und jeder Teilnehmer des Behandlungsteams ist auf die fachliche Kompetenz der Kollegin und des Kollegen im Team angewiesen.

Diese Vorgehensweise ist auch in der gesamten gesichteten Literatur so beschrieben.

3.7 Zusammenarbeit mit Orthopädietechnikerin bzw. Orthopädietechniker

In ihrem Artikel aus dem Jahr 2002 (S. 439) schreibt Holly, dass die ersten Versuche der Prothesenanpassung unternommen werden, sobald die Patientin oder der Patient folgende Voraussetzungen erfüllt: Reizlose Hautverhältnisse, stabile Stumpfmasse und der Stumpf muss auf Druck und Zug über mindestens 30 Minuten belastbar sein.

Pohlen (2009, S. 15) beschreibt die Aufgabe der Orthopädietechnikerin bzw. des Orthopädietechnikers folgendermaßen: Prothesenherstellung und Anpassung in enger Abstimmung mit den anderen Mitgliedern des Rehabilitationsteams sowie die Patientin und den Patienten in die Nutzung einzuweisen, Nachpassungen vorzunehmen sowie die Prothese und ihre Passteile halbjährlich zu warten.

In allen Krankenhäusern, außer in St. Pölten, funktioniert die Zusammenarbeit mit den zuständigen Orthopädietechnikerinnen und Orthopädietechnikern zufriedenstellend. Im LK St. Pölten besteht die Schwierigkeit darin, dass es nicht möglich ist zwischen dem Chirurgen und dem Orthopädietechniker Herr Daxböck einen einheitlichen Zeitpunkt für eine Absprache zu koordinieren.

Dr. Renner aus Krems erwähnt, dass die Konkurrenzsituation zwischen zwei Orthopädietechnikern manchmal zu Schwierigkeiten führt.

3.8 Rehabilitation

„Nach erfolgter Operation schließt sich unmittelbar, soweit das im Amputationskrankenhaus möglich ist, die Rehabilitation an. Baldmöglichst, in der Regel 2-3 Wochen nach der Operation, sollte dann die Verlegung in eine geeignete Rehabilitationsklinik erfolgen. Die Wunden müssen zu diesem Zeitpunkt größtenteils ausgeheilt sein, eine komplette Ausheilung ist in der Regel nicht zwingend erforderlich. In geeigneten Rehabilitationskliniken besteht das notwendige Know-how für eine fachgerechte Wundbehandlung und die notwendigen vorbereitenden

Maßnahmen zur Herstellung und Versorgung mit einer Prothese"
(Middeldorf, 2008, S. 5).

Alle Krankenhäuser sind im Sinne einer wenig belastenden Patientinnen- und Patientenkarriere und auf Grund ihrer Verantwortung interessiert, die Betroffenen nach der stationären Behandlung in jene Institution zu überweisen die für die Betroffenen den meisten Nutzen haben.

4 Zusammenfassung und Ausblick

Diese Untersuchung stellt einen Teil eines, von der Österreichischen Forschungsförderungsgesellschaft geförderten Projekts dar, welches ein eventuelles Innovationspotential gegenüber dem derzeitigen Versorgungsstandard nach Beinamputation bei geriatrischen Patientinnen und Patienten darstellen soll.

4.1 Methodik

Das Ziel dieser Bachelorarbeit, die Evaluierung des Ist-Zustandes des prothetischen Versorgungsmanagements nach Beinamputation bei geriatrischen Patientinnen und Patienten in den Spitälern des Zentralraums Niederösterreichs, wurde mit einem qualitativen Forschungsansatz verfolgt.

Das Mittel zum Zweck stellte in der Planungsphase die mündliche Befragung dar. Dazu wurde ein Leitfaden für das Interview erarbeitet. Auf Grund der mangelnden Bereitschaft in zwei von fünf Spitälern sich Zeit für ein Interview zu nehmen, diente in diesen Spitälern ein Fragebogen nach der Paper-Pencil-Methode zur Datenerhebung. Schließlich musste ein Krankenhaus aus der Evaluierung ausscheiden, da der Fragebogen nicht bearbeitet wurde.

Das Expertinnen- bzw. Experteninterview mit Leitfaden war auf Grund der geplanten Anzahl der Befragungen und den Eigenschaften der zu erfragenden Daten die beste Möglichkeit eine fundierte Evaluierung zu erlangen.

Ein Schwachpunkt der Evaluierung war die Tatsache, dass die Wahl der Interviewpartnerin bzw. des Interviewpartners nach der persönlichen Kontaktaufnahme auf Grund der organisatorischen Rahmenbedingungen des täglichen stationären Routinebetriebs der Landeskliniken in der Hand der chirurgischen Stationen lag. D. h. die Entscheidung, wer sich für das Interview Zeit nahm und bereit war Auskunft zu erteilen, traf der Funktionsverband.

Die Rahmenbedingen der Interviewsituation erlaubten nur bei einer Befragung das Verwenden eines Aufnahmegeräts. Somit war nur bei einem Interview die Gewissheit gegeben, alle relevanten Daten tatsächlich zu erfassen. In den beiden anderen mündlichen Befragungen stützte sich die Antwortsicherung auf die Mitschrift während des Interviews und auf das Gedächtnisprotokoll. Obwohl die

Aufzeichnungen mit größter Sorgfalt dokumentiert wurden, besteht bei dieser Art der Datenaufnahme und Speicherung nicht die Gewissheit alles erfasst zu haben.

Die Auswertungsmethode der formulierenden Interpretation erschien als angemessen, da es sich nicht um soziales Kontextverhalten, sondern um die Evaluierung bestehender Tatsachen und Verfahren handelte.

Die Genehmigung zur Durchführung der Untersuchung, wurde im nach hinein von der NÖ Landesklinikenholding eingeholt.

4.2 Ergebnisse

Wie in der Diskussion bereits zu erkennen war, gehen die gewonnenen Erkenntnisse mit der Literatur zum größten Teil konform.

Im LK St. Pölten zeigen sich in der Kommunikation zwischen Ärztinnen und Ärzten und Patientinnen und Patienten auf Grund mangelnder Zeit der Ärztinnen und Ärzte Schwächen.

Um die eingangs formulierte Forschungsfrage, ob sich die stationäre Verweildauer der Patientinnen und Patienten nach einer Beinamputation in den letzten fünf Jahren im Zentralraum Niederösterreichs in den Krankenhäusern St. Pölten, Krems, Tulln, Melk und Lilienfeld verringert hat, wie es von Herrn Daxböck vermutet wird, beantworten zu können, müssten die spezifischen Kennzahlen der NÖ Landesklinikenholding analysiert werden. Da den Bemühungen diese Zahlen zu erfahren und in die Bachelorarbeit einfließen zu lassen seitens der Landesklinikenholding nicht nachgekommen wurde, wäre das für zukünftige Untersuchungen ein interessantes Feld quantitativer Forschung.

Die qualitative Interpretation der gewonnen Erkenntnisse dieser Bachelorarbeit lassen diese Theorie teilweise zu. Die stationäre Aufenthaltsdauer hat sich in zwei Spitälern laut Auskunftspersonen mittelfristig verkürzt.

Ebenso verhält es sich mit der Forschungsfrage bezüglich des Stadiums der Mobilisierung der Patientinnen und Patienten nach einer Beinamputation bei der Entlassung aus dem Krankenhaus. Aus der Vermutung, dass die Spitäler ihre Leistung mit einer abgeschlossenen Wundheilung als abgeschlossen sehen, kann eine Theorie generiert werden. Eine teilweise Bestätigung dieser Vermutung ist auf Grund der evaluierten Expertinnen- und Expertenauskünfte möglich, da die Entlassungen aus den Spitälern teilweise so früh geschehen, dass auf Grund der Wundverhältnisse noch keine interimistische Prothesenversorgung möglich ist. Eine Verifizierung wäre mittels quantitativer Forschung eine Aufgabe weiterer Untersuchungen bzw. ist in dieser Bachelorarbeit wegen des gewählten Forschungsansatzes nicht möglich.

Die Beantwortung und Theorie-Generierung bezüglich der Forschungsfrage, welche die Zusammenarbeit zwischen den chirurgischen Stationen und der Orthopädietechnik betrachtet gestaltet sich folgendermaßen: Im Landesklinikum St. Pölten ist die Zusammenarbeit mit dem Orthopädietechniker Herr Martin Daxböck insofern suboptimal, da kein gemeinsam koordinierter Zeitpunkt zur Absprache zwischen dem extramural arbeitenden Orthopädietechniker und den Chirurginnen und Chirurgen der Station gefunden werden kann. Der Arbeitsablauf in Krems gestaltet sich durch die Konkurrenzsituation zwischen zwei Orthopädietechnikeranbietern teilweise nicht reibungslos. Insofern lässt sich die Theorie aufstellen, dass die Zusammenarbeit nicht optimal verläuft. Die qualitative Interpretation der gewonnen Erkenntnisse dieser Bachelorarbeit lassen diese Theorie teilweise zu.

Eine weitere Bearbeitung der, in dieser Bachelorarbeit generierten Aussagen, wird durch Frau Kerstin Lampel, PT erfolgen, um den Innovationsscheck der Österreichischen Forschungsförderungsgesellschaft für das Projekt mit dem Orthopädietechniker Herr Martin Daxböck einzulösen. Diese Untersuchung bildet einen Teil der Grundlage für die Überlegungen von Frau Lampel zur Erarbeitung eines eventuellen Innovationspotentials gegenüber dem derzeitigen Versorgungsstandard nach einer Beinamputation bei geriatrischen Patientinnen und Patienten, um die beschriebene Arbeitssituation des Orthopädietechnikers zu verbessern.

5 Literaturverzeichnis

Atteslander, P. (2003). *Methoden der empirischen Sozialforschung* (10., neubearb. und erw. Aufl.). Berlin: Walter de Gruyter.

Beyer, T. (2009). *Versorgung von geriatrischen Patienten nach Beinamputation.* Grieskirchen.

Bogner, A. (2005). *Das Experteninterview: Theorie, Methode, Anwendung* (2., Aufl.). Wiesbaden: VS Verlag für Sozialwissenschaften.

Bohnsack, R. (2008). *Rekonstruktive Sozialforschung: Einführung in qualitative Methoden* (7. Aufl.). Verlag Barbara Budrich UTB.

Froschauer, U., & Lueger, M. (2003). *Das qualitative Interview: Zur Praxis interpretativer Analyse sozialer Systeme.* Wien: WUV-Universitätsverlag.

Gläser, J., & Laudel, G. (2006). *Experteninterviews und qualitative Inhaltsanalyse als Instrumente rekonstruierender Untersuchungen* (2., durchges. Aufl.). Wiesbaden: VS Verl. für Sozialwiss.

Holly, N. (2002). Aktuelle Physiotherapie nach Amputation der unteren Extremität. *Orthopädie-Technik, 5/02.*

Kickinger, W., & Ilbeygui, R. (2005). *Beinamputation.* Wien: Facultas Verlag.

Lamnek, S. (2005). *Qualitative Sozialforschung* (4. Aufl.). Weinheim: Beltz Verlag.

Mayer, H. (2006). *Interview und schriftliche Befragung: Entwicklung, Durchführung und Auswertung* (3., überarb. Aufl.). München: Oldenburg Wissenschaftsverlag GmbH.

Middeldorf, S. (2008). Medizinische Rehabilitation nach einer Beinamputation. *Stolperstein,* (13).

Pohlen, E. (2009). *Beinamputation, Wie geht es weiter, Ein Ratgeber für Patienten.* Düren.

6 Anhang

Im Anhang wird der Interviewleitfaden des Expertinnen- und Experteninterviews angeführt, anhand dessen einerseits die Struktur und andererseits die Offenheit gewahrt wurden, dass sich die Interviewten mit ihrem Wissen einbringen konnten. Dieser Interviewleitfaden ging mit dem Fragebogen nach der Paper-Pencil-Methode im LK Lilienfeld konform.

Physiotherapie

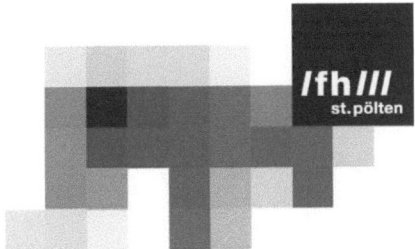

Leitfaden/Fragebogen

Mein Name ist Helmut Pesau. Ich absolviere auf der FH St. Pölten die Ausbildung zum Physiotherapeuten. Diese Datenerhebung ist Bestandteil meiner Bachelorarbeit zur Erlangung des Bachelor of Science in Health Studies, welche das prothetische Versorgungsmanagement nach Beinamputation bei geriatrischen PatientInnen im Zentralraum Niederösterreichs evaluiert.

Helmut Pesau, Student
FH St. Pölten, Studiengang Physiotherapie
Matthias Corvinus-Str. 15, 3100 St. Pölten
Email pt091016@fhstp.ac.at
0664/21 48 362

Name:

Funktion:

In dieser Funktion tätig seit:

Wie viele Unterschenkelamputationen werden ungefähr pro Jahr im KH durchgeführt?

Wie viele Oberschenkelamputationen werden ungefähr pro Jahr im KH durchgeführt?

In welchem durchschnittlichen Alter befinden sich die PatientInnen bei der Amputation?

Ist es Ziel des KH, die medizinische Versorgung so zu gestalten, dass eine Prothese angepasst werden kann?

Fallen Maßnahmen der Frühversorgung zur Vorbereitung der Prothesenanpassung (Desensibilisierung, belastbar machen des Stumpfes, Manuelle Lymphdrainage, Stumpfkompression) in das Leistungsspektrum der KH?

Wenn ja, wer ist für diese Maßnahmen verantwortlich bzw. von wem werden sie durchgeführt?

Besteht bereits im Rahmen der Frühversorgung im KH eine interdisziplinäre Zusammenarbeit zwischen Arzt, PT, Psychologen, Pflege, Orthopädietechniker, Ergotherapeut?

Wird den PatientInnen nach der Operation das selbständige Bandagieren beigebracht um den Stumpf für die Prothese vorzubereiten?

Wenn nein, wer führt das Bandagieren durch?

Leistungsorientierte Krankenanstaltenfinanzierung, Österreichischer Strukturplan Gesundheit und Qualitätsstrategie der NÖ Landeskliniken-Holding tragen zu einer Reduzierung der Aufenthaltsdauer im KH bei. Hat das Auswirkungen auf die prothetische Versorgung der amputierten PatientInnen?

Wenn ja, welche Auswirkungen können beobachtet werden?

Wie lange ist der stationäre Aufenthalt der PatientInnen vor und nach der Amputation geplant?

Hat sich die Verweildauer der PatientInnen im KH nach einer Beinamputation in den letzten 5 Jahren verändert?

Wenn ja, in welchem Ausmaß hat sich die Verweildauer der PatientInnen nach einer Beinamputation in den letzten 5 Jahren verändert?

In welchem Heilungsstadium werden die PatientInnen aus dem KH entlassen?

In welchem Heilungsstadium wurden die PatientInnen vor 5 Jahren aus dem KH entlassen?

Durch wen wird das Rehabilitationspotential bestimmt und die Entscheidung über die Einleitung einer prothetischen Versorgung gefällt?

Ist das prothetische Versorgungsmanagement vor und nach einer Beinamputation in dem KH standardisiert?

Erhalten die PatientInnen eine Erklärung, welche organisatorischen Schritte zum Erhalt einer Prothese notwendig sind?

Wenn ja, zu welchem Zeitpunkt, durch wen und in welcher Form?

Gibt es für die PatientInnen ein Informationsblatt, das den Weg zur Prothese beschreibt?

Kommen die PatientInnen in eine Anschlussrehabilitation?

Wird ein Rehabilitationsantrag seitens des KH gestellt bzw. finden die PatientInnen dabei Unterstützung?

Wenn ja, zu welchem Zeitpunkt, durch wen und in welcher Form?

In welche Einrichtungen werden die PatientInnen nach dem stationären Aufenthalt transferiert?

Gibt es eine Zusammenarbeit zwischen dem KH und einem Orthopädietechniker?

Wer nimmt wann Kontakt mit einem Orthopädietechniker auf?

Vielen Dank für Ihre Mitarbeit!

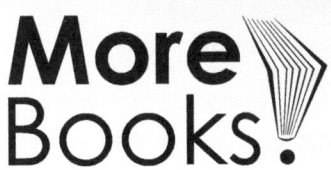
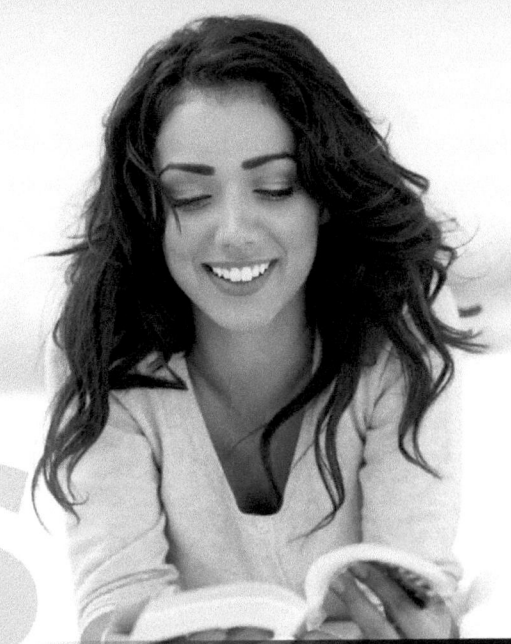
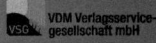

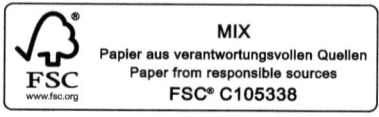